YOGA MALA

O livro do ashtanga yoga

O livro é a porta que se abre para a realização do homem.

Jair Lot Vieira

SRI K. PATTABHI JOIS

YOGA MALA

O livro do ashtanga yoga

Textos introdutórios
N. A. Nikam
Professor e mestre em Ciências Humanas, vice-reitor da Universidade de Maiçor, Índia.

M. Yamunacharya
Mestre em Ciências Humanas, ex-membro do Departamento de Filosofia da Universidade de Maiçor, Índia.

Prefácio
R. Sharath Jois
Professor, praticante e detentor da linhagem do *ashtanga* yoga na tradição de seu avô K. Pattabhi Jois. É diretor do Instituto Shri K. Pattabhi Jois Ashtanga Yoga, anteriormente Ashtanga Yoga Research Institute, em Maiçor, na Índia.

Texto sobre o autor
Eddie Stern
Professor de yoga, autor e palestrante da cidade de Nova York nos Estados Unidos. É conhecido por sua abordagem multidisciplinar para promover a educação e o acesso ao yoga, bem como por sua experiência no ensino do *ashtanga* yoga.

Prefácio e revisão técnica da edição brasileira
Dany Sá
Professora autorizada nível 2 pelo Instituto de Ashtanga Yoga Sri K. Pattabhi Jois (KPJAYI), na Índia. É aluna de Sharath Jois, sucessor de Pattabhi Jois e diretor do instituto, com quem aprende há anos os ensinamentos e os fundamentos da prática. É uma das principais representantes do *ashtanga* yoga aqui no Brasil, onde tem desenvolvido seu trabalho ensinando esse método com seriedade e dedicação nos últimos anos.

Tradução
Priscila Catão
É tradutora literária e tem formação em *vinyasa* yoga. Já traduziu grandes mestres do *advaita vedanta*, como Sri Ramana Maharshi, e atuou como intérprete em *workshops* de renomados professores do *ashtanga* yoga, como Kino MacGregor e Mark Robberds.

mantra.

Título original: *Yoga Mala*.

Grafia conforme o novo Acordo Ortográfico da Língua Portuguesa.

1ª edição, 1ª reimpressão 2020.

Editores: Jair Lot Vieira e Maíra Lot Vieira Micales
Coordenação editorial: Fernanda Godoy Tarcinalli
Produção editorial: Carla Bitelli
Tradução: Priscila Catão
Preparação e edição de textos: Marta Almeida de Sá
Assistente editorial: Thiago Santos
Revisão técnica: Dany Sá
Revisão: Cátia Almeida
Diagramação: Estúdio Design do Livro
Capa: Marcela Badolatto
Créditos das imagens: Capa: foto de Krishna Chaitanya Kaluva (Unsplash); Quarta capa: foto de Saffu (Unsplash); Orelha: fotografia de Sri K. Pattabhi Jois por Holton Rower; Miolo: fotografias de arquivo de Sri K. Pattabhi Jois, cortesia de Sri K. Pattabhi Jois Photographs of Sharath Rangaswamy, copyright © 1999 by Stephan Crasneanscki.

Dados Internacionais de Catalogação na Publicação (CIP)
(Câmara Brasileira do Livro, SP, Brasil)

Jois, Sri K. Pattabhi, 1915-2009.

Yoga Mala: o livro do ashtanga yoga / Sri K. Pattabhi Jois; tradução de Priscila Catão. Prefácio e revisão técnica de Dany Sá. – São Paulo: Mantra, 2020.

Título original: Yoga Mala.
"Os ensinamentos originais do grande mestre do ashtanga yoga".

ISBN 978-85-68871-21-8 (impresso)
ISBN 978-85-68871-22-5 (e-pub)

1. Ashtanga yoga – Técnicas 2. Hatha yoga 3. Yoga – Técnicas I. Sá, Dany. II. Título.

19-29871 CDD-613.7046

Índice para catálogo sistemático:
1. Ashtanga yoga : Técnicas : 613.7046

Iolanda Rodrigues Biode – Bibliotecária – CRB-8/10014

EDITORA AFILIADA

mantra.
São Paulo: (11) 3107-4788 • Bauru: (14) 3234-4121
www.mantra.art.br • edipro@edipro.com.br
@editoraedipro @editoraedipro

Com reverência,
dedico esta primeira edição de *Yoga Mala*
aos pés do meu estimado guru
Mimamsa Tirtha Vedanta Vagisha,
a Sankhya Yoga Shikarmani
e Sri Tirumali Krishnamacharya.

Sri Shringeri Jagadguru Mahasamsthanam Sharada Pitham A bênção de Sua Santidade de Sri Shringeri Mutt

Nós vimos o texto do *Yoga Mala* escrito pelo senhor K. Pattabhi Jois. Depois de um estudo extenso da filosofia e da prática do yoga e de desfrutar pessoalmente de seus resultados, agora ele se encarregou de disseminar seu conhecimento e seus benefícios. Devido ao seu vasto conhecimento e seu estudo aprofundado da filosofia e das práticas do yoga, ele está bastante ciente de suas muitas complexidades. O texto do *Yoga Mala* é fruto de seu trabalho.

Muitas pessoas têm a impressão de que o yoga é adequado apenas para aqueles que não sentem fortes emoções e apego. Embora seja verdade que alguns aspectos do yoga se aplicam apenas aos ascetas, muitos outros são válidos de modo mais comum. Várias posturas, técnicas de respiração, limitações e autocontrole contribuem não apenas para a saúde física como também para a saúde mental.

Para a prática do yoga, é necessário ter conhecimento desses vários controles e limitações. Além disso, algumas doenças consideradas incuráveis pela medicina moderna podem ser curadas com posturas do yoga e controle da respiração. O *Yoga Mala* descreve muito bem qual postura é mais adequada para cada doença.

Espero que este manual, compilado pelo Sri K. Pattabhi Jois, um especialista no yoga, seja publicado e beneficie muitíssimas pessoas.

Recomendo este pequeno livro, que é uma introdução aos elementos do yoga. Vidvan Pattabhi Jois explicou com uma linguagem simples a filosofia e a disciplina do *ashtanga* yoga baseado em textos autênticos do sânscrito. O yoga é a maior contribuição da Índia para a humanidade. O yoga é uma ética, uma disciplina e um caminho de vida espiritual. Seu objetivo é purificar a mente e o corpo. É um modo de vida perfeito. Hoje em dia, é necessário expor em nossas línguas regionais a sabedoria contida nos textos em sânscrito, pois o sânscrito não é mais tão popular quanto antigamente. Jamais podemos perder os tesouros da nossa cultura, e cabe a todos nós que temos acesso às fontes originais da nossa antiga cultura disseminá-la em benefício dos outros. Este livro é bem-vindo por ser um passo certo nessa direção, e espero também que Vidvan Pattabhi Jois continue escrevendo livros sobre outros aspectos da nossa cultura e filosofia.

Professor N. A. Nikam
9 de fevereiro de 1962

Este texto sobre a ciência do yoga e seu valor terapêutico surgiu na hora certa. O interesse pelo yoga tem ressurgido na Índia e em outros países graças a artigos em jornais e outros veículos.

Atualmente, o conhecimento sobre essa filosofia está disponível apenas em sânscrito e há alguns textos em inglês. No entanto, os textos em canarim são raros. O autor do *Yoga Mala* preencheu esse vazio de maneira admirável. Além do seu conhecimento espiritual e de suas percepções sobre o yoga, o senhor K. Pattabhi Jois têm experiência prática do tema, algo que confere ainda mais esplendor à sua obra. Agradeço ao autor por seus serviços.

Espero que todos os leitores aproveitem este livro. Evidentemente, é uma leitura obrigatória para todos os estudantes da aiurveda. Além disso, os médicos modernos especialistas no tratamento de doenças mentais certamente o acharão útil.

M. Yamunacharya
1962

Prefácio

Om Sri Gurubhyo Namah

K. Pattabhi Jois (Guruji) era uma lenda na prática do yoga. Estudei com ele durante vinte anos, e frequentemente eu ficava impressionado com a excelência de sua prática pessoal. O *parampara* de Rama Mohan Brahmachari e Sri T. Krishnamacharya teve continuidade com Guruji, que passou décadas sob a orientação de Krishnamacharya, analisando textos sobre o yoga e, mais importante, praticando todos os seus aspectos com a intenção de compreender profundamente suas implicações filosóficas. Só é possível se tornar um iogue e um grande guru depois que se vivencia o yoga plenamente, como fez meu avô.

Dedicando-se totalmente ao yoga desde o momento em que chegou a Maiçor, na Índia, aos 12 anos, Guruji teve uma vida disciplinada e simples. Profundamente dedicado a suas práticas, ele acordava cedo todas as manhãs para entoar cânticos e fazer suas preces; quando mais novo, realizava também sua prática de *asanas*. Acima de tudo, ele se comprometia a transmitir seu conhecimento a seus alunos com uma paixão que todos nós admirávamos, tendo ensinado incansavelmente em seu instituto de yoga durante setenta anos. "Yoga é noventa e nove por cento prática e um por cento teoria" era uma sentença que Guruji repetia sempre. Ele queria dizer que não podemos ter uma abordagem mecânica ou recorrer ao yoga apenas filosoficamente; precisamos praticá-lo em nossa vida cotidiana e adquirir uma compreensão de cada um dos oito passos. Além dos *asanas*, há a obediência a *yamas* e *niyamas* — como nos comportamos no mundo de maneira generosa e consciente e como obedecemos ao nosso código de moralidade. Cumprindo os dois, a pessoa se torna um bom iogue.

O livro que Guruji usou para transmitir seus ensinamentos, *Yoga Mala*, faz referências a muitos textos renomados do yoga para fundamentar seus ensinamentos: *Os Yoga Sutras de Patanjali*, a *Hatha Yoga Pradipika*, muitas das *Yoga Upanishads* e também o *Yoga Korunta*, um texto raro que até hoje só foi mencionado pelo guru dele, Krishnamacharya. Guruji levou três anos para escrever o *Yoga Mala*, fazendo minuciosas pesquisas em cada texto e manuscrito de referência para garantir que as informações eram autênticas, e não baseadas em gostos pessoais. A característica ímpar do ensinamento de Krishnamacharya era o *vinyasa* carma, o método sistemático de combinar respiração e movimento, e o *Yoga Mala* aborda esse tema a fundo.

Guruji instruiu incontáveis milhares de pessoas pelo mundo e também orientou muitos indivíduos para que se tornassem professores. O método explicado neste livro é idêntico ao ensinado em seu instituto em Maiçor, e nós o seguimos atualmente. Ele desejava que as futuras gerações continuassem a fazer o mesmo e praticassem para preservar o conhecimento tradicional do yoga.

Ao nos ensinar com tamanha dedicação durante tantos anos, Guruji criou uma base de yoga bastante sólida para nós. É nosso dever expandi-la para que, nessa era moderna e confusa, o yoga possa ser transmitido adiante em sua forma mais concentrada e pura. Guruji dedicou 93 anos ao ensino, e com ele nós devemos aprender, nos inspirar e prosseguir.

R. Sharath Jois
Maiçor
Outubro de 2009

Sobre o autor

Sri Krishna Pattabhi Jois (1915-2009) nasceu em um dia de lua cheia no mês de julho, na pequena vila de Kowshika, em um distrito de Hassan, no estado de Karnataka, no sul da Índia. Kowshika não mudou muito desde que Guruji passou os primeiros treze anos de sua vida lá. Naquela época, assim como hoje, os três antigos templos faziam parte da vida cotidiana de sessenta a setenta famílias trabalhadoras da vila. Kowshika começou a receber energia elétrica apenas na década de 1980. Quando Guruji era jovem, um homem que tinha uma bicicleta era considerado rico.

O pai de Guruji era astrólogo, sacerdote e proprietário de terras. Sua mãe cuidava da casa e dos nove filhos — cinco garotas e quatro rapazes —, dos quais Jois era o quinto. Com cinco anos de idade, ele começou a aprender sânscrito e a praticar os rituais com seu pai, assim como todos os garotos brâmanes. Depois, ele começou a cursar o ensino fundamental em Hassan, quatro ou cinco quilômetros distante de Kowshika. Ninguém da sua família conhecia o yoga ou demonstrava algum interesse pelo assunto. Naquela época, na Índia, o yoga era considerado uma prática esotérica apropriada aos monges, *sadhus* e *sannyasis*, mas não a um chefe de família que poderia perder todos os interesses mundanos e abandonar os parentes por causa da prática.

No *Bhagavad Gita*, a escritura dos iogues, Krishna declara que a pessoa só chega ao yoga nesta vida se o praticou na vida passada, e que ela é atraída para o yoga contra a própria vontade, como se ele fosse um ímã — Guruji gostava muito de citar o verso que descrevia essa passagem. Foi esse tipo de atração que deve ter levado Guruji a comparecer a uma palestra demonstrativa que um amigo lhe disse que seria realizada no Jubilee Hall da escola fundamental de Hassan, no mês indiano de outubro/novembro de 1927.

Jois ficou impressionado com os *asanas* e com o iogue gracioso e forte que saltava de uma postura para outra. Apesar de não entender a palestra — e isso foi muito antes de ele compreender o método e a filosofia —, ele gostou do yoga e decidiu aprendê-lo por conta própria. No dia seguinte, ele se levantou cedo e foi até a casa onde estava o iogue. Sendo bastante corajoso para um garoto de apenas 12 anos, ele pediu que lhe ensinassem yoga. O iogue perguntou, com a voz rouca: "Quem é você? Qual é seu nome? Quem é seu pai? O que ele faz?". Jois respondeu de modo respeitoso, e o iogue pediu que ele voltasse no dia seguinte. Assim, ele começou o que se tornaria um período de 25 anos de estudos com o grande iogue Sri T. Krishnamacharya.

Durante dois anos, Jois continuou em Kowshika e praticou com Krishnamacharya todos os dias. Ele era jovem, seu corpo era flexível, e rapidamente ele aprendeu todos os *asanas*. Krishnamacharya ficou contente e o convidou a participar das demonstrações. Jois nunca contou à família que estava praticando yoga. Ele acordava cedo, praticava com seu mestre e depois ia para a escola. Em 1930, o pai de Jois realizou a cerimônia brâmane do cordão — uma iniciação por meio da qual todos os garotos brâmanes ingressam na vida adulta e na vida espiritual. Naquela época, Krishnamacharya foi embora de Kowshika para continuar disseminando seus ensinamentos do yoga. Logo depois, sem informar ninguém, Guruji também saiu de Kowshika e foi para Maiçor, na Índia, com duas rupias no bolso para estudar na universidade de sânscrito do marajá. Durante um ou dois anos, ele pediu comida nas ruas e passava as noites no quarto de um amigo num dormitório. Ele só escreveu ao pai contando onde estava três anos depois. Jois continuou na universidade de 1930 a 1956 estudando sânscrito e depois os *Vedas*, e terminou conquistando o cargo de professor na Advaita Vedanta. Ele ensinou lá até 1973, quando passou a se dedicar totalmente ao ensino do yoga em seu yoga *shala*.

Seu reencontro com Krishnamacharya e o começo de seu relacionamento com o marajá de Maiçor aconteceu em 1931. Jois compareceu a uma demonstração de yoga na faculdade de sânscrito sem saber quem seria o iogue visitante. Para sua surpresa, ele descobriu que era seu guru, Krishnamacharya. Ele ficou muito feliz e se prostrou diante dos pés de seu professor. Também havia um funcionário do marajá do palácio de Maiçor presente na demonstração. O marajá, Krishna Rajendra Wodeyar, que tinha muita afinidade pelo yoga e pela espiritualidade, estava doente. Quando soube do iogue visitante por intermédio de seu funcionário, ele pediu que o chamasse. Krishnamacharya, com seu vasto conhecimento e suas habilidades de cura, conseguiu curar o marajá, algo que ninguém fizera antes. O marajá se tornou o mecenas de Krishnamacharya e criou um yoga *shala* para ele no terreno do palácio. Krishnamacharya permaneceu em Maiçor por 22 anos depois disso.

O marajá se tornou um grande mecenas do yoga e levou Krishnamacharya, com Guruji e outros alunos do yoga *shala*, a viajar por toda a Índia para fazer demonstrações, estudar textos e pesquisar escolas e estilos de yoga. Guruji conta que, depois de viajar pela Índia durante muitos anos, Krishnamacharya era o único homem que ele conheceu que detinha toda a sabedoria dos verdadeiros métodos do yoga.

De vez em quando, o marajá, que gostava das demonstrações de yoga, chamava ao palácio Guruji e Mahadev Bhatt, amigo dele e também estudante. Às 22h, um funcionário ia até o quarto deles e solicitava uma demonstração para o marajá que deveria ser realizada às 4h. Às 3h, Guruji e Bhatt se levantavam e tomavam banhos frios antes que um carro fosse buscá-los. O marajá dizia quais *asanas* ele queria ver; ele gostava particularmente de *Kukkutasana* e *Bakasana*. Depois, o próprio marajá praticava alguns *asanas*; em seguida, o carro os levava de volta. Os dois recebiam 35, 40 ou 50 rupias — naquela época, era muito dinheiro. Ele dizia aos dois: "Guardem esse dinheiro, não contem ao guru de vocês.". Uma vez, no aniversário do marajá, Guruji e Bhatt foram presenteados com *kacchas*[1] de seda de Hanuman para que fossem usadas durante a prática. Guruji sempre dizia que o marajá era um homem bondoso.

Às vezes, Guruji auxiliava Krishnamacharya em suas aulas e o substituía quando este se atrasava. Um dia, o marajá, que de vez em quando comparecia às aulas no yoga *shala*, viu isso. Uma semana depois, o marajá pediu que Jois ensinasse yoga na universidade

---

1. Traduzido do inglês, *kacchera* ou *kacheri* é um tipo de roupa íntima masculina que se usa amarrada na cintura. É tradicionalmente usada por siques (discípulos) iniciados. (N.E.)

de sânscrito. Guruji disse a ele que havia ido a Maiçor apenas para estudar. O marajá lhe ofereceu um salário, uma bolsa de estudos na universidade, moradia e refeições. Como Guruji ainda pedia esmolas, essa era uma boa oportunidade para ele. Então, ele disse ao marajá que, a princípio, precisaria pedir a bênção de Krishnamacharya. Em 1º de março de 1937, Jois começou a ensinar na universidade de sânscrito. Quando perguntaram se tinha algum certificado de professor, ele respondeu que sim, e que sua prova havia sido muito difícil: Krishnamacharya havia lhe entregado um homem doente e dito "Conserte-o!".

Guruji falava de um texto chamado *Yoga Korunta*, um antigo manuscrito sobre *ashtanga* yoga que era a base das lições práticas do yoga que Krishnamacharya lhe ensinara. Atribuído ao sábio Vanama, o texto foi um dos muitos ensinados oralmente a Krishnamacharya, que o decorou durante os sete anos e meio em que morou com seu professor, Rama Mohan Brahmachari. *Korunta* significa "grupos", e dizem que o texto continha listas de muitos grupos diferentes de *asanas* e também ensinamentos muito originais sobre *vinyasa*, *drishti*, *bandhas*, *mudras* e filosofia. Antes que Krishnamacharya começasse a viajar para ensinar, mais ou menos em 1924, disseram a ele que era possível encontrar esse texto na biblioteca da Universidade de Calcutá (Índia). De acordo com Guruji, que jamais tinha visto o texto e que duvidava que ainda existisse, Krishnamacharya passou algum tempo em Calcutá fazendo pesquisas no livro, que estava danificado e havia perdido algumas de suas partes. Quando Guruji deu início a seus estudos com Krishnamacharya em 1927, foram os métodos do *Yoga Korunta* que ele aprendeu. Embora hoje em dia fosse extremamente difícil, talvez até impossível, validar a autenticidade desse livro, ele costuma ser aceito como a fonte do *ashtanga* yoga como é ensinado por Pattabhi Jois.

Em 1948, em sua casa em Lakshmipurum, também na Índia, Guruji criou o Instituto de Pesquisa do Ashtanga Yoga com o objetivo de fazer experimentos com o aspecto curativo do yoga que Krishnamacharya e os textos antigos tinham lhe ensinado. Naquela época, a casa tinha apenas dois quartos, uma cozinha e um banheiro; foi apenas em 1964 que ele construiu uma extensão nos fundos, onde criou uma sala de yoga e uma sala de repouso no primeiro andar.

Mais ou menos nessa época, um belga chamado André van Lysebeth chegou até Jois. Van Lysebeth sabia sânscrito e passou dois meses estudando os *asanas* primários e intermediários. Um dos muitos livros que ele escreveu se chamava *Pranayama* e incluía uma foto de Guruji com seu nome e endereço. Foi por causa do livro de van Lysebeth que o paradeiro dele ficou conhecido na Europa, e assim os europeus foram os primeiros ocidentais a viajar até lá especificamente para estudar com Guruji. Os primeiros americanos chegaram em 1973, depois que Manju, filho de Guruji, demonstrou o yoga no *ashram* de Swami Gitananda em Puducherry (Índia).

A primeira viagem de Guruji ao ocidente foi a convite de Marie Helena Bastidos, que o chamou para uma conferência de yoga que ela estava organizando na América do Sul, em 1974. Ele deu uma palestra sobre yoga em sânscrito que foi traduzida para muitas línguas. Em 1975, ele viajou para a Califórnia (Estados Unidos) com Manju. Em muitas ocasiões, disse que naquela época somente vinte ou trinta alunos praticavam *ashtanga* yoga nos Estados Unidos, mas "gradualmente, gradualmente, em vinte anos, ele teria se espalhado por completo". Após muitas viagens aos Estados Unidos ao longo de trinta anos, o ensinamento de Guruji deu resultado, e sua influência aqui, direta e indireta, é essencial para o crescimento e a popularidade do yoga nos Estados Unidos hoje em dia.

Parte dos registros que temos do conhecimento do yoga de Guruji está disponível em seus escritos e em fotos. Seu principal tratado, este pequeno livro, *Yoga Mala*, descreve a natureza atemporal da prática do *ashtanga* yoga. Guruji começou a trabalhar no texto em 1958, escrevendo-o totalmente à mão, pouco a pouco, ao longo de dois ou três anos, durante a tarde, enquanto sua família descansava. O livro foi publicado a princípio na Índia em 1962 por um de seus alunos, um plantador de café em Coorg. *Mala* é um termo em sânscrito que significa "guirlanda". Na Índia, existem muitos tipos de *malas*. Existem *japamalas*, feitos de contas sagradas unidas por um cordão — eles são usados nas preces para contar e para manter a concentração enquanto se repete um mantra. Há o *pushpamala*, que é uma guirlanda de flores vívidas com cheiro de jasmim e outras fragrâncias. As guirlandas dessas flores são oferecidas em louvor às divindades em casas e templos. Aqui, o *mala* que Guruji oferece é de outro tipo — é o *mala* de uma antiga tradição, sagrado como uma prece e perfumado como as flores. O *mala* dele é uma guirlanda do yoga em que cada *vinyasa* é como uma conta sagrada que deve ser enumerada para mantermos a concentração, e cada *asana* é como uma flor unida pelo cordão da respiração. Assim como o *japamala* adorna o pescoço, e o *pushpamala* adorna os deuses, essa guirlanda do yoga, quando praticada com diligência, adorna todo o nosso ser com paz, saúde, luz e, por fim, autoconhecimento.

Os tradutores tentaram ser o mais fiel possível ao original tanto no estilo como no conteúdo. Guruji reescreveu pequenas partes, corrigiu erros e acrescentou algumas coisas à sua obra original. Por exemplo, as descrições das posturas do yoga conhecidas como *Prasarita Padottanasana* (D) e *Janu Shirshasana* (B) e (C), que não apareciam no original, foram incluídas aqui. Alguns trechos do livro também foram reescritos para que ficassem mais claros, e notas de rodapé foram adicionadas para ajudar a compreensão. No entanto, cada mudança e cada acréscimo foram revisados por Guruji, que forneceu informações para algumas das correções e ditou outras.

Ao dedicar sua vida ao ensino do yoga, Guruji fez algo contrário à sua época. Talvez seja por isso que ele nunca tenha contado à família que praticava yoga e por que razão saiu de Maiçor sem dizer nada. Talvez eles tivessem protestado, tentado convencê-lo a ser mais sensato. É evidente que, para Guruji, nunca houve dúvida alguma. Ele ensinava sem hesitar, sem pensar em fama ou dinheiro, embora tenha adquirido essas coisas. K. Pattabhi Jois era um exemplo extraordinário de pura dedicação e do que é necessário para se manter acesa e brilhante a luz de uma antiga tradição.

Eddie Stern
Nova York
Março de 2010

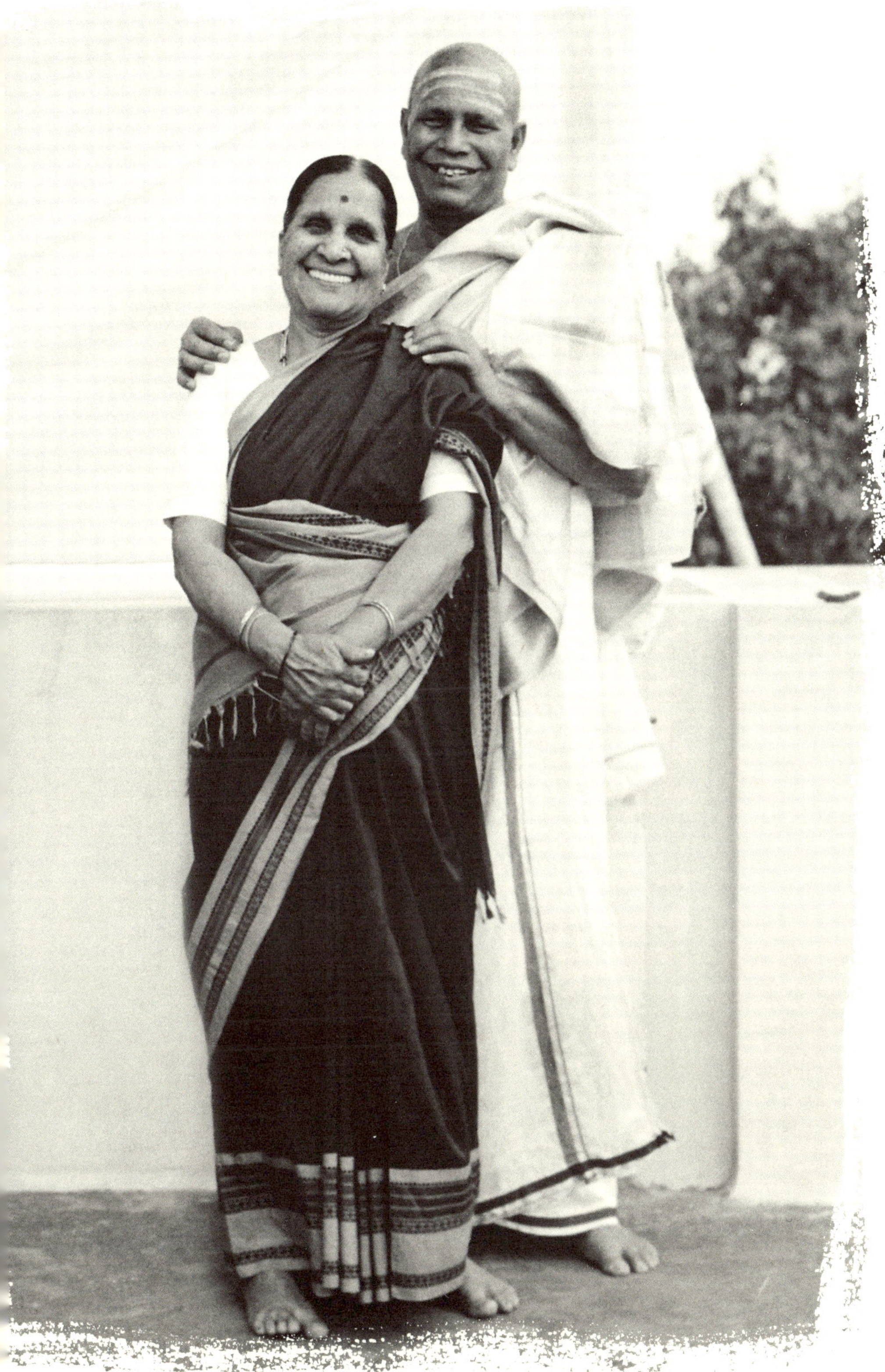

Prefácio da edição brasileira

Eu me sinto muito honrada e agradecida por ter a oportunidade de escrever o prefácio da edição brasileira da obra mais importante do *ashtanga* yoga, o *Yoga Mala*.

Minha relação com a prática iniciou em 2004, quando o *ashtanga* era bem pouco conhecido no Brasil. Por volta do ano 2000, o *ashtanga* se tornou mais conhecido com a vinda de professores que estudaram com Guruji e começaram a ensinar o método de acordo com a tradição. Depois de alguns anos praticando com disciplina e devoção ao método, fiz a minha primeira viagem à cidade de Maiçor, na Índia, em 2011. Infelizmente eu não tive o privilégio de conhecer e estudar com K. Pattabhi Jois, que falecera dois anos antes. Sharath Jois, seu sucessor e diretor do Instituto Shri K. Pattabhi Jois Ashtanga Yoga, tornou-se meu professor, com quem tive uma grande conexão por meio do ensinamento e dos fundamentos da prática. Na minha terceira viagem a Maiçor, tive a bênção de ser autorizada a ensinar o método *ashtanga* yoga do modo como ele foi passado de geração a geração em sua forma pura e original.

O *Yoga Mala* é, sem dúvida, a referência de todo o conhecimento transmitido por K. Pattabhi Jois. Ele descreve os oitos passos do yoga, o *ashtanga* yoga, de maneira clara e objetiva, sempre com base nas escrituras antigas da Índia, como as *Upanishads*, *Os Yoga Sutras de Patanjali*, o *Hatha Yoga Pradipika* e o *Bhagavad Gita*. A primeira série é descrita postura por postura, enumerando e explicando o método *vinyasa* de cada uma, assim como seus benefícios físicos e terapêuticos.

Guruji enfatiza diversas vezes a importância de aprender sob a orientação de um mestre. Este livro é uma ferramenta de estudo; nada substitui o olhar de um professor que teve a própria experiência adquirida ao longo de muitos anos de prática e se dedicando ao conhecimento do yoga.

É importante considerar que esta obra foi publicada pela primeira vez em 1962, num contexto social com base na cultura indiana. Sendo assim, algumas explicações podem não se enquadrar na realidade em que vivemos, mas deve-se tirar proveito do significado e da essência do ensinamento, adaptando-o ao contexto dos dias de hoje.

Guruji dedicou toda a sua vida ao yoga, estudando com seu mestre, Sri T. Krishnamacharya, e depois passando seu conhecimento a muitos alunos no mundo inteiro com humildade e simplicidade. Cabe a nós, como praticantes, manter o aprendizado assim como ele foi ensinado, para que a tradição não se perca. É um grande presente para a nossa comunidade poder usufruir desta obra na língua portuguesa, enriquecendo o conhecimento e despertando a jornada para novos praticantes.

O yoga é uma ciência, uma escola de filosofia, uma ferramenta de transformação pessoal. Que este livro possa ser um guia para a busca mais profunda do *eu*, trazendo felicidade e saúde física, mental e espiritual.

Dany Sá
Rio de Janeiro
Junho de 2019

Introdução

É um imenso prazer ver que a prática do yoga, parte da nossa cultura indiana, passou a ser reconhecida e respeitada não apenas em nosso país como também em países ocidentais. Com base em várias escrituras, *puranas*, nos *Vedas* e em lendas, sabemos que a ciência do yoga existe na Índia desde tempos imemoriais. Também sabemos que, à medida que os anos se passaram e as épocas mudaram, sua relevância diminuiu bastante. No entanto, o conhecimento sobre o yoga continuou sendo muito importante para todos — homens e mulheres.

Existem diferenças de opinião em relação à ciência do yoga, mas recentemente, e até certo ponto, essa situação tem mudado. Algumas pessoas, por exemplo, dizem que essa prática é apenas uma forma de exercício físico, sem ter quase nenhum outro benefício; já outras afirmam que ela só é útil para *sannyasins*, ou pessoas que têm uma vida absolutamente celibatária, e, por isso, os homens que têm uma família deveriam se abster dela. Algumas pessoas têm até medo de praticar o yoga. Isso pode ser comparado ao comportamento de pessoas que buscam os defeitos do açúcar sem conhecer sua doçura. Depois que elas o provam, a doçura se torna evidente. Da mesma maneira, depois que praticamos o yoga, passamos a perceber seu *ananda* [bem-aventurança].

No entanto, a prática do yoga ainda nos deixa sujeitos a dúvidas e conceitos errados que enfraquecem nossa mente e nossos órgãos dos sentidos. Consequentemente, mergulhamos nas tormentas do nascimento e da morte e vivenciamos várias formas de sofrimento sem jamais ter prosperidade material ou espiritual. Porém, devemos aceitar a autoridade das escrituras, pois o Senhor no *Bhagavad Gita* ordenou: "*Tasmat shastram pramanam te karya akarya vyavasthitau.* [Por isso as escrituras são a tua referência para distinguir o que deve e o que não deve ser feito]".[1] Se praticarmos a ciência do yoga, que é útil para toda a comunidade humana e produz felicidade nesta vida e depois dela, se praticarmos sempre, alcançaremos a felicidade física, mental e espiritual, e nossa mente transbordará em direção ao *eu*. Foi com esse imenso desejo que escrevi este livro.

Com gratidão,
K. Pattabhi Jois
Maiçor, Índia
Setembro de 1997

---

1. *Bhagavad Gita*. Trad. Carlos Eduardo Gonzales Barbosa. São Paulo, Mantra, 2018, verso 16.24. (N.T.)

Sri Gurum Gananatham cha
Vanim shanmathuram tatha
Yogeshwaram Sri Harim cha
Pranat'osmi moohoormuhu
[Diante dos abençoados Guru e Ganesha
e também Saraswati e Skanda
e Shiva, o senhor dos iogues, e Sri Hari,
eu faço reverências sem cessar.]

FONTE: PRECE TRADICIONAL

Vande Gurunam charanaravinde
Sandarshita svatmasukhavabodhe
Nishreyase jangalikayamane
Samsara halahala mohashantyai
[Eu louvo aos pés de lótus do Guru
despertando a felicidade do eu revelado
incomparável, agindo como o médico da selva
para apaziguar a ilusão do veneno da existência.]

FONTE: *YOGA TARAVALLI*, DE SHANKARACHARYA

A prática do yoga não é uma novidade para os indianos. É uma ação nobre sem nenhum desejo, associada à integridade, que tem sido transmitida por uma tradição ininterrupta desde tempos imemoriais.[1] Nossos épicos contam muitas histórias sobre como o

1. *Nishkama karma* (*nish*/sem + *kama*/desejo; *karma*/ação) é uma ação realizada sem que se deseje os frutos ou resultados dela. O ideal supremo do yoga é realizar todas as ações sem nenhum desejo de ganho pessoal, oferecendo os frutos de todas elas a Deus. Agir com a

povo indiano alcançou a divindade por meio da prática do yoga. Muitas das nossas escrituras também falam de como o yoga é fundamental e de como ele forma a base de todas as outras ciências. Assim, é triste que hoje em dia muitas pessoas que se consideram filhos merecedores da Mãe Índia nem sequer tenham ouvido falar do *vidya* [conhecimento] do yoga. Muito tempo atrás, as pessoas praticavam o yoga em toda a Índia. Hoje, o que prevalece é a busca do prazer, e não a busca do yoga. As pessoas pelo mundo vivenciam yoga, prazeres ou doenças de acordo com seus carmas. A doença certamente se origina do prazer. Algumas pessoas acham que é preciso ter sorte para desfrutar do prazer. Claro que isso é verdade. Contudo, não podemos dizer que, para passar por uma doença, a pessoa também precisa de sorte?

Consideremos a verdadeira natureza do yoga. Escutamos esse termo na nossa vida cotidiana e também nas escrituras, nas *Upanishads* e nos *sutras*, mas parece que não temos nenhum conhecimento muito preciso a respeito de seu significado.[2] Nós conhecemos um único yoga, na forma de *asana* e *pranayama*, que é útil apenas para *brahmacharis* austeros [celibatos] e *sannyasins* [renunciantes], e não para homens comuns.[3] No entanto, se analisarmos as escrituras corretamente, compreendendo o significado delas e refletindo sobre isso, descobriremos a verdadeira natureza do yoga.

Então, o que é yoga? A palavra tem muitos significados: relação, meio, união, conhecimento, matéria, lógica, entre outros. Por ora, digamos que o significado de yoga é *upaya*, que representa caminho, ou como seguimos ou por meio do que podemos alcançar algo. Então, qual caminho devemos seguir? Quem ou o que devemos almejar? A mente deve buscar alcançar o que é melhor. Como um servo busca um rei a quem servir, como um discípulo busca o melhor guru e uma esposa busca o marido ideal, a mente busca o

---

mente pensando nos resultados aumenta o ego e nos mantém presos à ideia de "eu" e "meu"; por outro lado, oferecer os frutos das ações a Deus nos leva à entrega à vontade divina e à libertação da ideia de um *eu* separado.

2. As *Upanishads* são parte dos *Vedas*, ou escrituras do hinduísmo, e contêm as doutrinas básicas da fé; os *sutras* mencionados aqui e ao longo do livro costumam ser *Os Yoga Sutras de Patanjali*, texto de referência do *ashtanga* yoga, ou yoga dos oito passos.

3. *Asana*, ou posturas do yoga, e *pranayama*, ou exercícios de respiração, são dois dos oito passos do *ashtanga* yoga.

eu universal.[4] Até mesmo isso é um tipo de união. Como o servo que conquista o coração e as bênçãos do seu mestre por meio de suas virtudes e seu bom comportamento, alcançando ele próprio o caráter da realeza; como o discípulo que, por ter muita virtude e força intelectual, conquista o coração de seu guru e se une a ele; como a esposa que demonstra ter virtude e caráter, além de devoção pelo marido, logo ambos se tornam um; se a mente se estabelece no *eu* ou alcança o *eu*, ela não tem uma existência diferente da existência do *eu*. Sendo assim, a maneira de estabelecer a mente no *eu* deve ser conhecida como yoga. Um aforismo de Patanjali, o grande sábio e fundador da ciência do yoga, esclarece isso: "*Yoga chita vritti nirodhaha* [O yoga é o recolhimento das atividades da mente]".[5]

Faz parte da natureza dos nossos órgãos dos sentidos assimilar seus respectivos objetos dos sentidos. Se a mente harmoniza os órgãos dos sentidos e se estabelece neles, os objetos são conhecidos ou assimilados. Porém, se não há contato entre a mente e os órgãos dos sentidos, o conhecimento dos objetos não ocorre. A mente, portanto, é a base de todas as funções sensoriais. O yoga é o meio pelo qual a mente se volta para o *eu* e é impedida de se voltar para os objetos externos, como afirma um hino da *Katha Upanishad*: "*Tham yogam iti manyante sthiram indriya dharanam* [Considera-se que yoga é a fixação estável dos sentidos]".[6] Aqui, chamamos de yoga o meio de estabelecer os órgãos dos sentidos no *eu*, impedindo, assim, que eles se voltem para os objetos externos. Dessa forma, a palavra *yoga* significa o meio de realizar a própria natureza.

---

4. A expressão *eu universal* é uma tradução da palavra *atman*, termo usado pelo autor em seu manuscrito original. De acordo com o vedanta, o *atman* é a alma do homem, e todas as almas são parte de um espírito supremo infinito que permeia tudo. O termo costuma ser traduzido para o inglês como *supreme self* (eu supremo), *universal self* (eu universal), *indwelling spirit* (espírito interior) ou simplesmente *self* (eu), e se refere à nossa natureza mais elevada, imutável e eterna, composta de pura consciência, verdade e bem-aventurança. Por outro lado, a palavra em inglês *self* é usada para indicar os aspectos essenciais da individualidade de uma pessoa, incluindo corpo, mente e personalidade, estando todos sujeitos ao nascimento, ao declínio e à morte, não sendo, portanto, eternos.
5. *Os Yoga Sutras de Patanjali*. Trad. Carlos Eduardo Gonzales Barbosa. São Paulo, Mantra, 2015, verso 1.2. (N.T.)
6. *Katha Upanishad*, 2.3.11.

Agora, precisamos perguntar se é possível realizar a verdadeira natureza do yoga por meio de uma mera compreensão de seu significado como palavra. Não é possível obter um conhecimento meticuloso do yoga apenas com o estudo de textos sobre yoga, com a compreensão do significado da palavra yoga ou com uma mera discussão sobre prós e contras dessa assimilação intelectual. Assim como um bom conhecimento da ciência da culinária não satisfaz a fome, os benefícios do yoga não podem ser completamente percebidos por meio de uma mera compreensão da ciência de sua prática. Portanto, as escrituras somente nos indicam os caminhos certos. Cabe a nós entendê-los e praticá-los. Com a força adquirida por meio dessa prática, conhecemos o método para controlar a mente e os órgãos dos sentidos. É assim que alcançamos o yoga, pois é apenas por meio do controle da mente e dos órgãos dos sentidos que descobrimos nossa verdadeira natureza, e não por meio de um conhecimento intelectual nem por usarmos as vestes de um iogue.

Dessa forma, pela graça de seu guru e pela prática constante do yoga, e antes de se livrar do seu fardo mortal, um dia o aspirante conseguirá realizar o *eu*, que é da natureza da paz suprema e da bem-aventurança eterna, que é a causa da criação, da manutenção e da destruição do Universo. Caso contrário, o aspirante enxergará apenas desordem neste mundo.

Como concentrar a mente para que possamos enxergar o *eu universal*? É isso que o *ashtanga* yoga ensina. A palavra *ashtanga* significa oito passos, ou membros, e eles são: *yama, niyama, asana, pranayama, pratyahara, dharana, dhyana* e *samadhi.*

Yama

Yama, o primeiro passo, é composto de cinco partes: *ahimsa, satya, asteya, brahmacharya* e *aparigraha.*

Ahimsa

Ahimsa significa não causar mal a ninguém, inclusive animais, de qualquer forma, a qualquer momento ou por qualquer motivo, seja por meio de palavras, pensamentos ou ações. Se o mal tem sanção védica, não é *ahimsa.* Dois animais que demonstram hostilidade um pelo outro a esquecem na presença daqueles que praticam o *ahimsa* absoluto.

> *Ahimsa pratishthayam tat sannidhou vairatyagah.*
> [No estabelecimento da não agressão, a inimizade desaparece das proximidades.]
>
> — Os Yoga Sutras de Patanjali, 2.35[7]

Satya

O que é *satya*? *Satya* é a verdade. A pessoa sempre deve contar a verdade em seus pensamentos, suas palavras e ações. A verdade deve ser agradável para os outros; uma verdade desagradável não deve ser dita. Se a pessoa segue a verdade dessa maneira, todas as suas palavras se tornam verdadeiras, e todos os seus desejos são realizados.

> *Satya pratishthayam kriya phala shrayatvam.*
> [No estabelecimento da verdade, surge a coerência dos resultados (frutos) e das ações.]
>
> — Os Yoga Sutras de Patanjali, 2.36[8]

Asteya

Asteya significa não roubar a propriedade ou a posse dos outros. Ter inveja ou ressentimento do outro; enganar alguém com palavras meigas; realizar objetivos egoístas simulando a verdade: tudo isso deve ser abandonado. As pedras preciosas caem aos montes diante do iogue que pratica *asteya*, e ele se torna a moradia de todas elas.

> *Asteya pratishthayam sarvarantna upasthanam.*
> [No estabelecimento do não roubar, surge a aproximação de todas as coisas preciosas.]
>
> — Os Yoga Sutras de Patanjali, 2.37[9]

---

7. *Os Yoga Sutras de Patanjali*. Trad. Carlos Eduardo Gonzales Barbosa. São Paulo, Mantra, 2015, verso 2.35. (N.T.)
8. Ibid., verso 2.36. (N.T.)
9. Ibid., verso 2.37. (N.T.)

Brahmacharya

Agora, vamos descrever o *brahmacharya*. Qual é o significado disso? É a mera retenção do fluido vital?[10] É a vida de um aprendiz não casado? Não há *brahmacharya* apenas com a retenção do fluido vital. *Brahmacharya* só ocorre quando alguém se torna um com o Brahman supremo. Se reter o fluido vital fosse *brahmacharya*, seria algo impossível de se fazer. Atualmente, há muitos obstáculos para a prática fácil desse passo do yoga, e nossos *Shrutis* e *Smritis* também mencionam oito tipos de obstáculos.[11]

> *Smaranam kirtanam kelih*
> *Prekshanam muhyabhashanam*
> *Sankalpah adhyavasayascha*
> *Kriya nishpattireva cha*
> *Etam maithunam ashtangam pravadanti manishinah.*
> [Lembrar; celebrar; atividades amorosas;
> enxergar; discussões apaixonadas; planejar;
> determinação; e o esforço daquele que não tem parceiro:
> os sábios declaram que esses são os oito passos da atividade romântica.]

Manter *brahmacharya* atualmente é difícil porque existem muitas coisas que atraem a mente em direções diferentes, como teatros, boates, restaurantes etc. A preservação de *brahmacharya*, então, é uma tarefa árdua.

Agora, surge uma pergunta. Se não podemos manter *brahmacharya*, isso significa que o yoga é impossível para nós? Não, um homem pode alcançar determinado grau de *brahmacharya*. No entanto, para alcançá-lo, é preciso evitar ao máximo conviver com pessoas vulgares, ir a lugares lotados com fins recreativos, ler livros vulgares que perturbem a mente, ir a teatros e restaurantes e conversar em segredo com desconhecidos do sexo oposto. Se essas coisas forem evitadas, será possível preservar parte de

---

10. O fluido vital mencionado aqui são os fluidos sexuais.

11. Os *Shrutis*, ou *Vedas*, são ensinamentos sagrados revelados pelo ser supremo aos *rishis* de antigamente; os *Smritis* são leis e códigos religiosos e tradicionais inventados por autores humanos.

brahmacharya. É somente por meio de *brahmacharya* que conseguimos realizar tarefas impossíveis: ter uma vida mais longa, vencer a morte e, acima de tudo, conhecer o verdadeiro *eu*. O fundamento do *sutra* de Patanjali é: "*Brahmacharya pratishtayam virya labhah* [No estabelecimento do *brahmacharya* há a apropriação do vigor]".[12] Assim, devemos buscar, a princípio, preservar esse passo do yoga.

Como o *sutra* de Patanjali deixa claro, *brahmacharya* dá origem a um ganho de vitalidade. Se o ganho de vitalidade é o resultado e, no caso de um chefe de família, pode haver perda de fluido vital, isso significa que um chefe de família não pode alcançar o *brahmacharya*? Uma coisa é verdade: os chefes de família perdem *brahmacharya* por causa da perda seminal. Esta causa a diminuição da força do corpo, da mente e dos órgãos dos sentidos; ademais, *moksha* [a libertação espiritual] e a capacidade de perceber a alma ou realizar o verdadeiro *eu* se tornam impossíveis. Na ausência do conhecimento do próprio *eu*, a pessoa permanece no ciclo de nascimento e morte e, assim, precisa continuar sofrendo neste mundo fraco e desprezível. No entanto, compreender corretamente os significados das palavras *brahmacharya* e *virya labhah* e colocá-los em prática nos leva ao objetivo supremo.

> *Tasmat shastram pramanam te karyakarya vyavasthitou*
> *Jnatva shastra vidhanoktam karma kartumiharhasi*
> [Por isso as escrituras são a tua referência para distinguir o que deve e o que não deve ser feito.
> Tendo conhecido as ditas regras das escrituras, estás pronto para fazer a ação, neste mundo.]
>
> — Bhagavad Gita, 6.24[13]

De acordo com essas palavras divinas, é importante estudar as escrituras perfeitamente, entender o significado delas da maneira correta e praticá-las. As escrituras jamais devem ser negligenciadas,

12. *Os Yoga Sutras de Patanjali*. Trad. Carlos Eduardo Gonzales Barbosa. São Paulo, Mantra, 2015. (N.T.)
13. *Bhagavad Gita*. Trad. Carlos Eduardo Gonzales Barbosa. São Paulo, Mantra, 2018, verso 6.24. (N.T.)

pois nos foram concedidas para a nossa elevação. Se as contrariarmos e nos comportarmos como animais em vez de seguir o caminho delas, não haverá nada além de ruína à nossa espera. Assim, o caminho justo das escrituras é fundamental.

Entre as fases da vida, a segunda é a do chefe de família.[14] Se consideramos apenas a perda seminal, o chefe de família não pode alcançar *mukti* [a libertação espiritual]. No entanto, quando consultamos as escrituras, descobrimos que, no caso deles, a perda seminal por si só não coloca *brahmacharya* em risco e que, no sentido mais verdadeiro da palavra, somente o chefe de família pode alcançar *brahmacharya*. Nas palavras do mantra:

> *Ye diva ratya samyujyante pranameva praskandante*
> *Tatryrudrarau rathya samyujyante brahmacharyam eva*
> [Aqueles que ao longo do dia dedicam sua energia
> a atividades românticas realmente dissipam (sua energia).
> Aqueles que se deleitam quando o inimigo de Shiva (Kama/
> Cupido) está em declínio realmente se dedicam a *brahmacharya*.]

Ao examinar essa afirmação de uma escritura, descobrimos que, se um homem tem relação sexual com a esposa durante o dia, ele perde sua força de vitalidade e, em pouco tempo, a morte o vence. Para fazer frente a isso, os jovens de hoje oferecem um argumento diferente. Eles dizem: "Se um homem tem relações sexuais com a esposa durante o dia, claro que sua força de vitalidade diminui. Concordo! Mas e o sexo com outras mulheres? Onde está o erro nisso?!". Somente racionalistas lascivos fariam uma pergunta assim. A relação sexual com outras mulheres sempre é proibida e, como foi dito antes, é algo prejudicial ao *brahmacharya* até mesmo mentalmente.

Deixando isso de lado, os *shastrakaras* afirmam que, se a relação sexual só acontece à noite e de acordo com os períodos menstruais, os chefes de família e similares podem ser considerados

14. A tradição indiana reconhece quatro fases (*asramas*) da vida. A primeira é chamada *brahmacarin*, ou fase do estudante; a segunda é *grhastha*, a fase do chefe de família; a terceira é *vanaprashtha*, ou fase do eremita ou anacoreta; e a quarta, *sannyasin*, é a fase da renúncia total.

brahmacharis.[15] Porém, deve-se considerar a questão de dia e noite e do horário adequado para a copulação. Geralmente, consideramos que o dia é o período do amanhecer até o crepúsculo. De modo similar, consideramos que a noite é o período do crepúsculo até o sol nascer de novo. Contudo, para os iogues, a maneira de definir dia e noite é diferente. As narinas que usamos para respirar são chamadas *nadi surya* — a direita — e *nadi chandra* — a esquerda.[16] Para os iogues, dia e noite são determinados com base nesses dois *nadis*. Durante o dia, ou seja, do amanhecer ao crepúsculo, não é necessário tomar cuidado com os dois *nadis*. No entanto, durante a noite, é preciso considerar a transformação deles. Se, durante a noite, a pessoa sente sua respiração se mover pelo *nadi surya*, ou seja, se o ar entra e sai pela narina direita, deve considerar que é dia, e, durante esse período, a copulação e coisas semelhantes não devem acontecer. Por outro lado, se durante a noite a respiração só está se movendo pelo *nadi chandra*, então é possível ter relações sexuais. (Caso o *nadi chandra* fique ativo durante o dia, contudo, isso não deve ser considerado uma ocasião para ter relações sexuais.) É dessa maneira que os chefes de família íntegros — iogues ou não — definem dia e noite.

Além da questão de dia e noite, o ciclo menstrual também deve ser considerado. As escrituras consideram que o intervalo entre o 4º e o 16º dia do ciclo da mulher é o período correto para as relações sexuais. Depois do 16º dia, porém, deixa de ser correto; a vitalidade é perdida, e o ato não é frutífero. Quando aceitamos a

15. Os *shastrakaras* são os autores dos *shastras*, que são textos ou livros sagrados de autoridade divina.

16. Um *nadi* [canal na forma de sulco] é um tubo ou um caminho nervoso oco. Existem três tipos de *nadis*: grosseiro, sutil e muito sutil. O primeiro tipo, chamado *dhamini*, carrega sangue, água e ar. O segundo tipo é chamado simplesmente *nadi* e carrega energia na forma de *prana* pelo sistema nervoso. *Sira*, o terceiro, é o menor e mais sutil de todos os *nadis*, tendo a espessura de um fio de cabelo humano dividido em seis partes. Esse *nadi* leva mensagens rapidamente do "centro de mensagens" localizado na região do coração para o corpo inteiro; também é uma parte essencial do funcionamento dos órgãos dos sentidos. Qualquer informação sensorial do mundo exterior que estimule a audição, o paladar, o olfato, a visão ou o toque é comunicada para a consciência interna pelo *nadi sira*, que alcança todas as partes do corpo. Dos 72 mil *nadis* do corpo sutil, três são especialmente importantes para os iogues: o *nadi surya*, o *nadi chandra* e o *nadi sushumna*. O *nadi surya* carrega nossa energia "solar", ou nosso aspecto ativo e quente, e o *nadi chandra* carrega nossa energia "lunar", refrescante e tranquila. Nossa energia espiritual é levada pelo caminho do *nadi sushumna*, que permanece fechado até os *nadis surya* e *chandra* serem harmonizados por meio da prática do yoga.

fase do chefe de família, fazemos uma promessa a Deus, ao guru e aos nossos familiares. Também prometemos que não faremos nada separadamente da nossa esposa em relação a *dharma*, *artha* e *karma* [integridade, riqueza e desejo, respectivamente]. Por isso é muito importante gerar filhos legítimos. A relação sexual e atividades semelhantes não estão relacionadas a *brahmacharya* quando acontecem após o 16º dia, nos dias de lua cheia ou nova, no dia transitório do sol (quando o sol entra em uma nova constelação a cada mês) ou no 8º e no 14º dia após a lua cheia e a nova. A união com a legítima esposa deve ser realizada com o propósito de gerar bons filhos, e somente depois de se determinar *vitu* [o período entre o 4º e o 16º dia] e *kala* [tempo], e em nenhum outro dia, nem mesmo mentalmente. Assim, como os especialistas nas escrituras nos informam que um chefe de família que segue as ordens e as regras pode ser considerado um *brahmacharin*, até mesmo um chefe de família se torna altamente elegível para a prática do yoga graças à sua capacidade de preservar seu *brahmacharya*. Por conseguinte, *brahmacharya* não significa manter a vitalidade, embora ela não deva ser desperdiçada.

Na verdade, *brahmacharya* é estabelecer a mente no Brahman supremo, sem permitir que vagueie pelos cantos. A palavra *veerya* significa vitalidade. A transformação da gota de sangue de trinta segundos é *veerya* ou *dhatu* [sêmen].[17] Se o objetivo é manter a força da mente e dos órgãos dos sentidos, a força do *dhatu*, que é o efeito da transformação do sangue, também deve ser preservada. Se o *dhatu* é perdido, a força da mente e dos órgãos dos sentidos também se perde, e não é possível perceber a natureza do *eu*. Assim, dizer que há um ganho de vitalidade por causa de *brahmacharya* é dizer que, se a mente se volta para o *eu interno* para conhecer a natureza do *eu*, a força aumenta. Inversamente, se a mente se interessa por objetos externos, a força diminui. Com

17. Acredita-se que o alimento que ingerimos é transformado, ao longo de um período de 32 dias, em uma única gota de sangue. Depois que 32 gotas de sangue são destiladas, é preciso esperar 32 dias para que essas gotas, por sua vez, se transformem em uma gota de vitalidade. Após 32 gotas de vitalidade serem geradas e, mais uma vez, passados 32 dias, produz-se uma gota de *amrita bindu*, chamado "o néctar da imortalidade". Este é armazenado na cabeça e dá força e brilho ao corpo e à mente. Quando a reserva de *bindu* diminui, a longevidade também diminui. Porém, quando *bindu* é preservado por meio de *brahmacharya* e da prática de *viparita karani*, a saúde, a longevidade e a clareza mental aumentam.

base na afirmação de uma escritura — "*Nayam atma balahinena labhyah* [O *eu* não pode ser conquistado pelos fracos]" —, vemos que a força mental é maior do que a física. Assim, se a mente é estabilizada e obrigada a se concentrar, ela contempla o *eu supremo* o tempo inteiro. Em outras palavras, a pessoa pode estar trabalhando, dormindo, comendo, brincando ou até mesmo tendo relações sexuais com a esposa — ou seja, durante os três estados da experiência (vigília, sonho e sono profundo) —, é preciso pensar no *eu supremo* o tempo inteiro. Então, se a mente pensa sem cessar no *eu supremo*, sua força aumenta. E é essa força que deve ser considerada como *brahmacharya*.

Se esse tipo de *brahmacharya* é alcançado, a capacidade de realizar o *eu*, que resulta de um ganho de vitalidade, é conquistada. Assim, o *dhatu*, que é o efeito da transformação do sangue, não é perdido e continua nutrindo o corpo corretamente. Apenas os fortes, e não os fracos, são capazes de perceber o *eu*, como nos disse a escritura anteriormente. Portanto, o significado da frase *virya labhah* está de fato correto. É por isso que *brahmacharya* é tão importante.

> *Brahmacharya pratishthayam virya labhah*
> [No estabelecimento do brahmacharya, há a apropriação do vigor.]
>
> — *Os Yoga Sutras de Patanjali*, 2.38[18]

Aparigraha

O que é *aparigraha*? Para manter o corpo mortal, alimentos são essenciais. Afinal, mantendo o corpo, a pessoa não alcança a divindade seguindo o caminho íntegro? Por isso, os alimentos que ingerimos devem ser puros (*sátvicos*), frescos (*nirmala*) e adquiridos de maneira íntegra, não por enganação, roubo, perseguição ou outros meios injustos. *Aparigraha* é comer apenas o suficiente para manter nossos corpos, sem desejar coisas prazerosas que sejam supérfluas para o corpo físico. Se o passo chamado *aparigraha* é praticado com firmeza, detalhes dos nascimentos passados e futuros são revelados para o iogue.

---

18. *Os Yoga Sutras de Patanjali*. Trad. Carlos Eduardo Gonzales Barbosa. São Paulo, Mantra, 2015, verso 2.38. (N.T.)

Aparigraha sthairye janma kathamta sambodhah.

[Na firmeza da não apropriação, a percepção clara sobre o porquê do nascimento.]

— Os Yoga Sutras de Patanjali, 2.39[19]

Cada um dos cinco subpassos anteriores está associado a *yama*, o primeiro passo, e apenas as ações das vidas passadas nos levam a praticá-los. Assim, a mente só se volta para a prática do yoga quando há um *samskara* ou o *vasana* está presente.[20] Entretanto, até mesmo quando existe um *samskara*, espera-se que os aspirantes se esforcem para praticar os passos do yoga.

Niyama

Agora, passaremos a discutir *niyama*, o segundo passo, que tem cinco subpassos: *shaucha*, *santosha*, *tapas*, *swadhyaya* e *ishwarapranidhana*.

Shaucha

Existem dois tipos de *shaucha*, ou purificação: *bahir shaucha* [purificação externa] e *antah shaucha* [purificação interna].

Bahir sacha, o primeiro, é lavar a parte externa do corpo com argila vermelha e água. Quando se esfrega o corpo com argila, remove-se suor e sujeira, e o corpo fica macio e brilhante.

O segundo, *antah shaucha*, significa enxergar tudo e todos os seres como amigos e tratar tudo com afeição (*maitri*). Isso significa fazer a mente ter a sensação suprema de que todos são nossos

19. Ibid., verso 2.39. (N.T.)

20. Acredita-se que somente uma relação com a prática do yoga em uma vida passada leva à prática do yoga na vida atual; em outras palavras, para buscar o yoga, é preciso que já exista uma inclinação, um desejo ou anseio na consciência da pessoa. Tudo o que vivenciamos é gravado em nossa consciência. Cada gravação dá origem a uma atração ou aversão pela repetição da experiência. Cada gravação ou impressão sutil é chamada *samskara*. A atração ou a aversão que se origina disso é chamada *vasana*, que literalmente significa "fragrância". Nossa personalidade inteira é composta dessas incontáveis "fragrâncias". Para aprofundar esse *samskara* a fim de avançar no padrão e no caminho do yoga, o aspirante deve praticar com ainda mais diligência; caso contrário, a impressão não se formará. K. Pattabhi Jois compara o *samskara* ou o *vasana* a cozinhar alho numa panela. Se o alho é fervido por um tempo considerável, mesmo depois que ele é removido e a panela é lavada, o cheiro fica na panela por muito tempo. Assim, um aspirante que numa vida passada foi um engenheiro americano e que nesta vida nasceu numa família de brâmanes perceberá que sua mente é atraída pela engenharia. (N.T.)

amigos, considerando que tudo é um reflexo de Deus. Enfocar nossa atenção no Ser Supremo dessa maneira é *antah shaucha*.

Com base nesse *shaucha* duplo, a pessoa passa a sentir desprezo pelo próprio corpo, que é visto como abominável, sem essência e perecível, e ela sente aversão ao tocar em outro corpo. É então que ela sente a pureza do corpo e hesita em pecar.

> *Shauchat swanga jugupsa parair asamsargah.*
> [Da limpeza, vem a indiferença em relação ao próprio corpo e o desinteresse por se misturar com os outros.]
>
> — *Os Yoga Sutras de Patanjali*, 2.40[21]

Santosha

Santosha, ou contentamento, é um conceito que todos nós conhecemos muito bem. Normalmente, os seres humanos se sentem animados quando suas rendas aumentam de modo inesperado ou quando vivenciam alguma sorte repentina. No entanto a felicidade desse tipo é curta e momentânea. Quer a pessoa seja rica ou pobre, quer a deusa da fortuna sorria ou não para ela, quer ela esteja enfrentando honra ou desonra, jamais deve se sentir abatida. O contentamento conhecido como *santosha* mantém a mente focada em uma única direção, deixando-a sempre feliz, sem jamais sentir nenhum tipo de pesar. Se *santosha* é praticado, surge uma felicidade incomparável.

> *Santoshad anuttama sukha labhah.*
> [Do contentamento, surge a obtenção de um conforto insuperável.]
>
> — *Os Yoga Sutras de Patanjali*, 2.42[22]

Tapas

Tapas são as observâncias feitas para disciplinar o corpo e os órgãos sensoriais. De acordo com o *Yoga Yagnavalkya*, "*Vidhinoktena*

21. *Os Yoga Sutras de Patanjali*. Trad. Carlos Eduardo Gonzales Barbosa. São Paulo, Mantra, 2015, verso 2.40. (N.T.)
22. Ibid., verso 2.42. (N.T.)

margena Krchra Chandrayanadibih, Sharira Shoshanam prahuh tapasastapa uttamam [Os sábios que conhecem bem as austeridades dizem que fazer penitências como *krchra* e *chandrayana* (regular alimentos de acordo com os ciclos lunares), que disciplinam o corpo de acordo com as escrituras, é o mais importante de todos os tapas]."[23] Assim, os *tapas* que seguem as ordens dos *shastras* devem ser considerados importantes.[24] Por intermédio deles, impurezas são destruídas, o *antah karana* [o instrumento interno, composto de mente, intelecto, ego e capacidade de discernir] se purifica, e o corpo e os órgãos dos sentidos são aperfeiçoados.

> *Kayendriyasiddhirashuddhiksayah tapasah.*
> [Da destruição das impurezas pelos tapas, surge a perfeição dos sentidos corporais.]
>
> — *Os Yoga Sutras de Patanjali*, 2.43[25]

Swadhyaya

Swadhyaya é recitar versos e preces védicos seguindo as rígidas regras de recitação. Os hinos védicos devem ser recitados sem prejudicar o *artha* [significado] e a *devata* [divindade] de um mantra em razão de algum erro no uso de um *swara* [tom de voz] ou na articulação de *akshara* [letra], *pada* [palavra] ou *varna* [frase].[26]

O mantra *Gayatri* forma a base do estudo de todos os versos védicos, ou mantras, que se encaixam em duas categorias: védicos e tântricos.[27] Os mantras védicos podem ser de dois tipos: *pragita* e *apragita*. Já os tântricos são de três tipos: *strilinga*,

---

23. O *Yoga Yagnavalkya* contém os ensinamentos do yoga transmitidos pelo antigo sábio Yagnavalkya a Gargi, seu discípulo.
24. Os *shastras* são quaisquer escrituras ou livros de autoridade divina, bem como textos religiosos e científicos.
25. *Os Yoga Sutras de Patanjali*. Trad. Carlos Eduardo Gonzales Barbosa. São Paulo, Mantra, 2015, verso 2.43. (N.T.)
26. No cântico dos *Vedas*, há regras muito rigorosas para o tom da voz e os sons das vogais. Mudar um tom ou cantar com o tom errado, por exemplo, altera o significado do mantra. O *devata* é a divindade encarnada em um mantra. Com a entonação correta do mantra, a divindade se revela e sua realidade é vivenciada. Assim, nos mantras, a palavra, a forma e o significado são uma coisa só e estão inextricavelmente conectados.
27. O *Gayatri* é um verso do sagrado *Rig Veda* feito para o Sol; é considerado a passagem mais sagrada do texto.

pullinga e *napumsakalinga*. Para compreender a natureza deles, é preciso estudar um texto que é conhecido como *Mantra Rahasya*. Contudo, como esses mantras não são muito úteis para o *raja* yoga, adiaremos essa discussão por ora.[28]

Os deuses relacionados aos mantras concedem *siddhis* [poderes] para aqueles que os entoam e que refletem sobre seus significados, e é necessário consultar um *satguru* [guru verdadeiro ou supremo] para aprender seus segredos.

> *Swadhyayad ishtadevata samprayogah.*
> [Do estudo de si mesmo, surge a integração com a divindade de sua escolha.]
>
> — Os Yoga Sutras de Patanjali, 2.44[29]

Ishwarapranidhana

Ishwarapranidhana, ou entrega a Deus, significa realizar todas as nossas ações, ditas ou não, sem desejar os frutos delas, oferecendo-os ao Senhor. Esta é a mensagem dos grandes sábios:

> *Kamatah akamatovapi yat karomi shubhashubham*
> *tat sarvam tvayi vinyasya tvat prayuktah karomyaham.*
> [O que quer que eu faça, seja por desejo ou não, seja bom ou ruim, por ter lhe entregado tudo isso, eu ajo de acordo com sua orientação.]

Essa oferenda é chamada *ishwarapranidhana*. Por meio de *ishwarapranidhana*, alcança-se o *samadhi* [a união com o supremo], que por sua vez leva à conquista da perfeição e da realização.

> *Samadhi Siddih Ishwarapranidhanat.*
> [Da entrega ao *isvara*, surge a perfeição no *Samadhi*.]
>
> — Os Yoga Sutras de Patanjali, 2.45[30]

28. No *Yoga Mala*, *raja* yoga e *ashtanga* yoga são considerados sinônimos.
29. *Os Yoga Sutras de Patanjali*. Trad. Carlos Eduardo Gonzales Barbosa. São Paulo, Mantra, 2015, verso 2.44. (N.T.)
30. Ibid., verso 2.45. (N.T.)

Se há o desejo de praticar os passos e subpassos dos *yamas* e *niyamas*, é preciso tomar algumas medidas para garantir que a pessoa não se sujeitará a doenças, obrigações ou pobreza, pois, quando alguém adoece, sua mente não consegue se estabilizar, e desse modo não é possível trabalhar. Assim, o corpo, os órgãos dos sentidos e a mente precisam ser estabilizados para impedir que ocorram obstáculos como doenças.

Para controlar o corpo e os órgãos dos sentidos, os *asanas*, ou posturas, devem a princípio ser estudados e praticados. Em vários momentos das *Upanishads*, os grandes sábios concordam que o *asana* é a primeira medida a ser tomada na prática dos passos do yoga:

> *Asanam pranasamrodhah pratyaharascha dharanam*
> *Dhyanam samadhiretani shadangani prakirtita.*
> [*Asana, pranayama, pratyahara, dharana,*
> *dhyana* e *samadhi* são conhecidos como os seis passos.]
>
> — *Shandilya Upanishad*

Aqui está escrito que existem apenas seis passos do yoga, pois os *yamas* e *niyamas* estão incluídos nos passos *pratyahara* e *dharana*. Como a opinião de Svatmarama e dos sábios das *Upanishads* concordam a respeito dessa questão, também é aceitável para nós. Afinal, não é possível praticar os passos e subpassos dos *yamas* e *niyamas* quando o corpo e os órgãos dos sentidos estão fracos e enfrentando obstáculos. Para destruir doenças do corpo e dos órgãos dos sentidos, os *asanas* devem ser estudados e praticados, e é por isso que Svatmarama diz que esse é o primeiro passo a ser dado. Com a prática dos *asanas*, o corpo se condiciona e, dessa forma, a saúde se eleva.

Se o *asana* é praticado conforme as regras estabelecidas, doenças relacionadas ao corpo e aos órgãos dos sentidos podem ser prevenidas.[31] De acordo com Svatmarama:

> *Hathasya prathamangatvad asanam purvamuchyate*
> *Tasmat asanam kuryat arogyam changalaghavam.*

31. As regras mencionadas aqui são instruções das escrituras.

[O primeiro membro do *hatha* é constituído pelas posturas, por isso elas são descritas primeiro. Os *asanas* produzem firmeza, livram das doenças e proporcionam leveza física.]

— HATHA YOGA PRADIPIKA, 1.17[32]

Para entender a palavra *hatha* neste contexto, devemos saber que *ha* significa o *nadi surya* e *tha* significa o *nadi chandra*. O processo de controlar o *prana* [a respiração] que se move por esses dois *nadis* é conhecido como *hatha* yoga. *Yoga* significa relação e força. Se o ar que respiramos pelas narinas é governado pelas regras e pela prática do *pranayama*, isto é, pelo controle da respiração, a mente para, como afirma um verso da *Hatha Yoga Pradipika*:

Chale vate chalam chittam
nischale nischalam bhavet.
[Se o vento for irregular, a mente será irregular; quando (a respiração) ficar regular, tornará (a mente) regular.]

— HATHA YOGA PRADIPIKA, 2.2[33]

Se, no entanto, a nossa respiração se move de maneira desregulada, a mente fica instável. Regular a respiração estabiliza a mente, deixando-a firme. O método para guiar a mente estabilizada na direção do *eu interno* é o que se conhece como *hatha* yoga.

Raja yoga é quando a mente se move na direção do *eu* por meio do *hatha* yoga. Muitas pessoas acreditam erroneamente que *hatha* yoga e *raja* yoga são diferentes, mas isso não é verdade. Como Svatmarama explica na *Hatha Yoga Pradipika*:

Bhrantya bahumatadhvante raja yoga majanatam
Hatha pradipikam dhatte Swatmaramah kripakarah.
[Para os que ignoram o *raja* yoga, extraviados que vagueiam nas trevas de opiniões conflitantes, Svatmarama, em sua compaixão, oferece esta luz (Pradipika) do *Hatha*.]

— HATHA YOGA PRADIPIKA, 1.3[34]

32. Svamin Svatmarama. *Hatha Yoga Pradipika*. Trad. Roberto Martins. São Paulo, Mantra, 2017, verso 1.17. (N.T.)
33. Ibid., verso 2.2. (N.T.)
34. Ibid., verso 1.3. (N.T.)

Pranayama

Existem muitos tipos de *pranayama*. Sri Shankara Bhagavadpada fala de milhares e explica seus métodos, enquanto Svatmarama menciona apenas oito:

> *Suryabhedanamujjayi sithkari shithali tatha*
> *Bhastrika bhramari murccha plaviniti ashtakumbhakah.*
> [*Surya-bedana, ujjayi, sithkari, shithali, bhastrika, bhramari, murccha* e *plavini* são os oito tipos de *kumbhaka*.]
>
> — *Hatha Yoga Pradipika*, 2.44

Apenas quatro desses *pranayamas* são úteis para nós.

Alguns *pranayamas* são úteis para curar doenças; outros, para purificar os *nadis*; e há alguns que controlam a mente. No entanto todos são importantes, embora sua prática requeira que o passo antecedente — ou seja, o *asana* — também seja realizado.

Se os *asanas* são praticados, as doenças do corpo e dos sentidos são destruídas. Se o *pranayama* é praticado, levando à concentração da mente, fortalecendo os órgãos dos sentidos e permitindo que a mente se silencie sem se tornar instável, as doenças presentes no corpo, nos órgãos dos sentidos e na mente são curadas, e assim a mente pode alcançar a concentração e perceber o *eu interno*. Somente depois disso o nascimento humano é realizado. Ele resulta da penitência de muitas vidas anteriores, e não pode ser realizado quando se tem a vida de um animal.

Nessa era científica, aceitamos apenas o que conseguimos ver e rejeitamos aquilo que não vemos. Não fazemos nenhum esforço para perceber o *eu universal*, que é o *eu interno* que testemunha todas as ações, que é a causa de toda a criação, a manutenção e a destruição do Universo, e que é da natureza da consciência. Os grandes acadêmicos e intelectuais que chamam atenção por usar termos pedantes do Vedanta que significam que todas as coisas são transitórias e que apenas o *eu supremo* é real impressionam a si mesmos e a seus ouvintes apenas por um instante. Mas logo a rede da ilusão certamente os prende. Assim, aqueles que desejam intensamente se remover do oceano de *samsara* e parar de chafurdar no meio dele, vivenciando dor e sofrimento e, por conseguinte, se deprimindo, devem praticar o yoga e sentir sua bem-aventurança.[35]

Nada no mundo acontece de acordo com a nossa vontade; isso é certo. Tudo no Universo ocorre de acordo com a vontade do *eu universal*, e não segundo os desejos do homem. No entanto, se entendermos corretamente as sábias verdades do *Bhagavad Gita* e as colocarmos em prática, conseguiremos realizar nossos objetivos na vida. É a única maneira de os seres humanos satisfazerem a seus desejos. Assim, nosso dever é realizar nosso darma e nosso carma sem nenhum desejo ou apego.[36] Esse dever requer que realizemos nossas ações sem nenhuma preocupação, oferecendo todo o darma e o carma a Deus, sem nenhuma expectativa de recompensa. É difícil agradar ao Senhor quando se faz sermões sobre questões espirituais para os outros ou quando se alcança popularidade e fama. Se desejamos agradar a Ele, primeiro devemos alcançar o yoga por meio da renúncia da noção de *eu* e *meu*. Depois disso, é possível alcançar a bem-aventurança suprema muito rapidamente.

No *Gita*, o Senhor diz "*Purvabhyasena tenaiva hriyate hyavasho'pi sah*", que significa que, como um ímã, a mente será atraída de maneira natural para a prática do yoga nesse nascimento graças a tendências desenvolvidas nos nascimentos anteriores.[37] Em outras palavras, se a mente desenvolve amor pela prática do yoga, é porque já deve existir alguma tendência de uma vida anterior. Considerando os benefícios terrestres e celestiais do yoga, seria uma bênção enorme se todas as pessoas, homens e mulheres, realizassem a prática dos passos do yoga, que traz felicidade tanto nesta vida quanto depois dela, e que é a realização da experiência humana. Esse é o nobre objetivo do autor deste livro.

Qualquer trabalho só pode ser realizado perfeitamente se nossa mente estiver tranquila e calma; senão, a felicidade não pode ser alcançada. "*Ashantasya kutah sukham* [Sem a paz, de onde virá o

---

35. *Samsara* significa o mundo, a existência mundana e os ciclos de nascimento e renascimento.
36. *Dharma*, neste caso, refere-se aos deveres e responsabilidades que devem ser realizados em virtude da posição da pessoa na vida; carma são as ações ou o trabalho da pessoa.
37. *Bhagavad Gita*. Trad. Carlos Eduardo Gonzales Barbosa. São Paulo, Mantra, 2018, verso 6.14. (N.T.)

bem-estar?]".[38] Como uma mente perturbada pode sentir conforto? O ser humano certamente não obtém paz e felicidade de objetos materiais. Essa felicidade, mesmo quando ocorre, é breve, embora o sofrimento que advenha dela seja eterno. A doença é a única consequência desse prazer, e dessa forma o yoga não pode ser alcançado. No entanto o yoga nos livra do demônio conhecido como doença. Até mesmo *bhoga* [os prazeres] se tornam yoga para uma mente estabelecida no yoga.

Se a mente de alguém é impura e dominada pelo "eu" e pelo "meu", sua verdadeira natureza de bem-aventurança é prejudicada, e a pessoa fica desolada. Mas aquele cuja mente é pura vivenciará a bem-aventurança eterna. Para descobrir o *eu interno*, então, é necessário praticar o yoga. Contudo, assim como um gramofone entretém as pessoas repetindo músicas cantadas por outros, também podemos atrair inocentes repetindo o que lemos ou escutamos e, dessa forma, conquistar a estima deles. Quando isso acontece, logo passamos a considerar que somos acadêmicos incomparáveis e nos tornamos presas do desejo e da ira. Então, o método para focar a mente e dissolvê-la no *atman* deve ser aprendido sob a orientação de um guru.[39] Somente quando os passos do yoga são realizados e praticados alcançamos a elevação — não há nenhuma outra maneira de fazer isso.

Focar a mente em uma única direção é de extrema importância. Como a mente é muito instável, é difícil para ela ficar nesse estado. Para que ela se fixe em um único lugar, o *pranayama* é essencial. Se a respiração que entra e sai do corpo é interrompida, a mente é interrompida, assim como afirma a *Hatha Yoga Pradipika*. Assim, a natureza do *pranayama* deve ser conhecida da maneira correta e praticada.

Neste mundo, muitas coisas foram criadas para o prazer e o deleite dos seres humanos, e nós desejamos cada uma delas. Entretanto as doenças se originam desses objetos do prazer sem que as desejemos. Assim, devemos conhecer a verdadeira natureza desses objetos e cultivar desapego em relação a eles. Com esse tipo de desapego e

---

38. *Bhagavad Gita*. Trad. Carlos Eduardo Gonzales Barbosa. São Paulo, Mantra, 2018, verso 2.66. (N.T.)

39. *Atman*, o *eu supremo*, é a consciência iluminada que permeia tudo.

com a prática do yoga, nossa mente vai buscar o caminho para o *eu supremo*, cuja natureza é a bem-aventurança. Quando a mente não está apegada às coisas, como os objetos dos sentidos, ela consegue se dissolver no *eu*. É isso que é conhecido como o estado de *jivanmukti* [libertação durante a vida presente].

Para que o *pranayama* seja aprendido corretamente, deve ser praticado de acordo com as instruções de um guru. Ninguém deve tentar fazê-lo por achar que se tornou especialista no assunto após uma leitura das escrituras. O aspirante deve, a princípio, aprender as regras do *pranayama* com cuidado, evitando a pressa.

> *Yatha simho gajo vyagro bhavedvashyah shanaih shanaih*
> *Tathaiva sevito vayuranyatha hanti sadhakam.*
> [Assim como os leões, elefantes e tigres são domados gradualmente, do mesmo modo se deve lidar com o *vayu*, para que o praticante (*sadhaka*) não morra.]
>
> — *Hatha Yoga Pradipika*, 2.15[40]

Um treinador captura um animal perigoso que perambula livremente pela floresta, como um tigre, um leão ou um elefante, e o doma muito lentamente até deixá-lo sob seu controle; é dessa maneira, com zelo e iniciativa, que a respiração deve ser controlada aos poucos, com a força da prática. Embora seja muito difícil, é possível. Porém, se o aspirante faz essa prática violando as regras ou com um ar de orgulho e um conhecimento fingido, está se colocando em risco. Os aspirantes devem se lembrar disso.

Em suma, não há dúvidas de que, por meio da prática do yoga, é possível alcançar a paz e a bem-aventurança almejadas, a capacidade de discernir entre o *eu* e o *não eu*, paz de espírito e liberdade das doenças, da morte e da pobreza. Um homem não conseguirá conquistar nada neste mundo se seus órgãos dos sentidos estiverem fracos. A experiência do *eu*, para os fracos, simplesmente não é possível.

---

40. Svamin Svatmarama, *Hatha Yoga Pradipika*. Trad. Roberto Martins. São Paulo, Mantra, 2017, verso 2.15. (N.T.)

Nayam atma balahinena labhyah
Na medhaya na bahunashrutena.
[O *eu* não pode ser alcançado pelos fracos,
pelo intelecto, ou por muito aprendizado.]

— *Mundaka Upanishad*

É o que dizem os *Vedas*. Aqui, *bala* significa força, tanto física como mental. O corpo precisa estar livre de todas as doenças, pois elas distraem a mente. A força física, a força mental e a força dos órgãos dos sentidos — todas elas são muito importantes. Sem elas, não é possível alcançar a força espiritual. Todavia, somente poder intelectual e conhecimento das escrituras não levam ninguém à autorrealização; a análise dos comentários e suas várias explicações não levam à autorrealização. Na verdade, nem mesmo estudar profundamente o *Vedanta* sob a orientação de um guru é suficiente.[41] Somente a prática é o caminho para o *atma labhah* [conquista do *eu*]. O aspirante que seguir os preceitos e as instruções de um guru, com a mente controlada, livre dos órgãos dos sentidos internos e externos, realizará a forma autêntica do *eu universal*. Essa é a verdadeira natureza do yoga.

O corpo e a mente são inseparáveis um do outro. Se prazer e dor são vivenciados pelo corpo físico ou pelos órgãos dos sentidos, a mente também os vivencia. Todos sabem disso. Se a mente sente dor, o corpo perde peso, enfraquece e adoece; se a mente está feliz e tranquila, o corpo prospera e desenvolve força e saúde incomparáveis. Assim, o corpo e os órgãos dos sentidos estão relacionados à força da mente e dependem dela. É por isso que o método para concentrar a mente deve ser conhecido. Para aprender a alcançar essa concentração, é preciso a princípio purificar o corpo e depois cultivar força mental. O método para purificar e fortalecer o corpo é chamado de *asana*. Quando o corpo é purificado, a respiração também se purifica, e as doenças são eliminadas do corpo.

Depois que os *asanas* são aprendidos a ponto de serem praticados com facilidade, o próximo passo a ser realizado é o controle

41. Vedanta, que literalmente significa "o fim dos *Vedas*", é a filosofia da não dualidade.

da respiração. É isso que é conhecido como *pranayama*. No entanto, *pranayama* não é apenas se sentar, inspirar e expirar pelas narinas. *Pranayama* significa assimilar a força sutil do ar vital com *rechaka* [expiração], *puraka* [inspiração] e *kumbhaka* [retenção da respiração]. Somente esses *kriyas*, quando praticados com os três *bandhas* [contrações musculares ou travas], e seguindo-se as regras, podem ser chamados *pranayama*.[42] Quais são os três *bandhas*? São o *mula bandha*, o *uddiyana bandha* e o *jalandhara bandha*, e devem ser realizados enquanto se pratica o *asana* e similares.[43] Por meio da prática do *pranayama*, a mente passa a focar uma única direção e acompanha o movimento da respiração, um fato que tem base numa afirmação de uma escritura: "*Chale vate chalam chittam*". As pessoas costumam saber que é mais fácil carregar objetos pesados quando prendemos a respiração e focamos o que estamos carregando. Quando controlamos a respiração com *rechaka*, *puraka* e *kumbhaka*, é possível focar a mente em uma única direção.

No *hatha* yoga, há milhares de métodos de *pranayama*. Alguns purificam os *nadis*, outros purificam e fortalecem o corpo, outros curam doenças e purificam os sete *dhatus*, e outros, ainda, são recursos para obter o conhecimento de Brahman por meio da cessação da mente.[44] Entre eles, somente o *kumbhaka pranayama*, que é purificatório e útil para a autorrealização, é muito importante. Até mesmo o *Pujya Shankara Bhagavadpada* afirma que esse é o *pranayama* mais importante:

> *Sahasrashah santu hatheshu kumbhah sambhavyate kevala kumbha eva.*
> [Entre os *hathas*, podem existir milhares de *kumbhas*. Somente o *kumbha* puro é altamente estimado.]
>
> — Yoga Taravalli, 10

42. Um *kriya* é uma purificação, uma ação ou uma prática.
43. *Mula bandha* [*mula*/raiz; *bandha*/trava] significa erguer o ânus em direção ao umbigo; *uddiyana bandha* [*uddiyana*/voar para cima; *bandha*/trava] também é conhecido como a trava do abdômen e significa erguer os músculos do abdômen que estão dez centímetros abaixo do umbigo; *jalandhara bandha* é a trava da garganta.
44. A medicina aiurvédica divide o corpo em sete elementos chamados *dhatus*: plasma linfático e sanguíneo; sangue; carne; gordura; osso; medula e fluidos sexuais (esperma e óvulos).

A respeito do *kumbhaka pranayama*, textos como *Yoga Yagnavalkya, Sutasamhitakara, Devi Bhagavata, Yoga Vashishtha, Bhagavad Gita* e *Upanishads* apresentam em geral a mesma opinião de Srimad Acharya Shankara Bhagavadpada. No entanto, como as opiniões sobre o *pranayama* costumam diferir, é importante que esse passo do yoga seja aprendido e praticado sob a orientação de um guru.

Para o praticante do yoga, as regras relacionadas a alimentos, sexo e fala são muito importantes. Os alimentos chamados *sátvicos* [puros] são os melhores. No entanto, as verduras não devem ser muito consumidas. De acordo com o *pramana* da aiurveda, "*Shakena vardate vyadhih* [com verduras, as doenças aumentam]", e segundo o *pramana* do yoga, as verduras são desagradáveis para os praticantes do yoga.[45] Trigo, quiabo-de-metro, coalhada parcialmente batida, feijão-mungo, gengibre, leite e açúcar, por outro lado, são melhores. Alimentos que aumentam a longevidade; alimentos que aumentam as características *sátvicas*, e também a força, a saúde, a felicidade e o amor; alimentos que são de fácil digestão; e alimentos que são naturais, verdadeiros e da estação — esses são os mais adequados, pois merecem ser oferecidos a Deus.

Alimentos amargos, salgados ou picantes, por outro lado, não são bons para nenhuma parte do corpo nem devem ser muito consumidos. Se o alimento de uma pessoa é puro, sua mente se purifica, pois a mente assume as características do alimento consumido, qualquer que seja ele, de acordo com as *Upanishads*: "*Ahara shuddhau sattva shuddih / Sattva shuddhau druvasmrtih* [Quando o alimento que ingerimos é puro, nossa mente se torna pura / Quando nossa mente se torna pura, a memória se torna estável]".[46] O praticante do yoga, portanto, deve ingerir alimentos que tenham apenas características *sátvicas*. Alimentos que causam excitação e turbidez mental, ou que são carnudos e engordam, jamais devem ser consumidos, e também é necessário deixar de consumir substâncias inebriantes, fumar e fazer outras coisas assim.

---

45. A aiurveda, que literalmente significa ciência da vida, é o sistema indiano de viver em harmonia conosco e com a natureza por meio da regulação de nossos alimentos e nossas atividades.
46. *Chandogya Upanishad*, 6.26.2

Somente metade do estômago deve ser ocupada pelo alimento ingerido. Um quarto da outra metade deve ser deixado para a água, e outro quarto, para o movimento do ar. Consumir comida demais ou não comer, dormir demais ou não dormir, ter relações sexuais em excesso ou conviver com pessoas indesejáveis ou sem cultura, tudo isso deve ser evitado ao máximo, pois são obstáculos à prática do yoga. Portanto, é importante haver moderação na alimentação, no sono etc.

Da mesma maneira, é bom não falar muito. Quando se fala muito, o poder inerente da língua diminui, e o poder da fala é destruído. Quando o poder da fala é destruído, nossas palavras também perdem seu poder, e o que dizemos deixa de ter valor para a sociedade. No entanto, falar de assuntos espirituais aumenta o poder da língua e é útil para o mundo, enquanto falar de assuntos mundanos destrói o poder dela e diminui nossa longevidade. Os *shastrakaras* analisaram e descreveram esse fato, então é melhor o ser humano seguir o caminho deles.

Sexo em excesso enfraquece o corpo, os órgãos dos sentidos e a mente. Se a mente e os órgãos dos sentidos ficam enfraquecidos, não conseguimos realizar nada; nossa mente fica instável e não consegue funcionar. Por isso é necessário evitar sexo em excesso.

O yoga não deve ser praticado ao ar livre, em lugares sujos ou malcheirosos, em porões ou lajes. Em vez disso, o lugar da prática deve ser perfeitamente limpo e nivelado, ter janelas e ser adequado para se passar esterco de vaca.[47]

Para secar o suor produzido durante a prática, as palmas das mãos devem ser esfregadas no corpo. Se isso for feito, o corpo ficará mais leve e forte, como afirma a escritura:

> *Jalena shramajatena gatra mardhanam acharet*
> *Drdhata laghuta chaiva tena gatrasya jayate.*
> [A transpiração que sai deve ser esfregada no corpo; assim este se torna forte e leve.]
>
> — *Hatha Yoga Pradipika*, 2.13[48]

47. Na Índia, costuma-se espalhar esterco de vaca no chão por causa de suas características antissépticas ao secar.

48. Svamin Svatmarama, *Hatha Yoga Pradipika*. Trad. Roberto Martins. São Paulo, Mantra, 2017, verso 2.13. (N.T.)

Entretanto se o corpo é exposto ao ar livre com o objetivo de secar o suor da prática, ele se enfraquece e sua força se exaure. Se isso ocorre, o praticante enfraquece cada vez mais ao longo do tempo. Assim, o suor gerado pela prática do yoga deve ser secado gradualmente com as mãos, e não expondo o corpo ao ar livre ou o secando com uma toalha ou um pano. Como isso é corroborado pela experiência dos praticantes do yoga, os aspirantes devem se lembrar disso.

O corpo não deve ser exposto ao ar livre por um período de meia hora após a prática. Depois de meia hora, é bom tomar um banho quente. Além disso, nos primeiros três meses de prática, banhos frios e jejuns devem ser evitados. Contudo, depois que a prática se torna mais sólida e estabelecida, essas restrições não se aplicam mais.

Durante o período da prática do yoga, é recomendável ingerir muito leite e manteiga clarificada ou *ghee*. Quem não tem condições financeiras de comprá-los deve derramar um pouco de água fria no arroz cozido morno, misturar e comer antes de ingerir qualquer outro alimento. Assim, a essência que vem do uso do leite e do *ghee* será gerada, e o corpo ficará energizado e nutrido.

Os aspirantes devem tomar o cuidado de obedecer às regras mencionadas aqui sobre a prática, a alimentação, os hábitos sexuais e os banhos. Eles também devem ter devoção a Deus e ao guru. Praticar o yoga pela saúde, para se ter um corpo firme ou por prazer não é a abordagem correta. O verdadeiro modo é apenas a purificação do corpo e dos órgãos dos sentidos e também a dedicação de todos os atos e das ações ao Onipotente. Se nossa mente é oferecida ao *eu supremo* dessa maneira, nossas esperanças e aspirações serão realizadas por Ele no momento certo. Os aspirantes, portanto, devem se proteger em relação a coisas que perturbem seu equilíbrio mental.

Para praticar o yoga, é preciso ter entusiasmo, zelo, coragem e uma fé firme em *tattvajnana* [conhecimento filosófico]. A pessoa não deve se misturar com a multidão. Com essas qualidades, o aspirante é capaz de alcançar o yoga. Os iogues descrevem o caminho para alcançá-lo da seguinte maneira:

Utsahatsahasadhaivyattattvajnansh cha nischayat
Janasanghaparityagat shadbiryogah prasiddhyate.
[O yoga tem sucesso graças a seis fatores: dedicação, bravura, perseverança, conhecimento da realidade, fé e isolamento das companhias.]

— *Hatha Yoga Pradipika*, 1.16[49]

Os aspirantes devem aprender as regras descritas aqui. Eles não devem escutar as palavras de pessoas que não têm conhecimento da prática do yoga ou que são letárgicas demais para controlar o próprio corpo. Também não devem se desestimular com essas palavras.

Não há limite de idade para a prática do yoga; ela pode ser praticada por qualquer pessoa — homens, mulheres, pessoas fracas, deficientes ou doentes —, como afirmam os *shastrakaras*:

Yuva vrddho'thivrddho va vyadhito durbalo'pi va
Abhyasat siddimapnoti sarvayogeshvatandritah.
[Qualquer pessoa que não se canse e pratique continuamente o yoga pode atingir a perfeição, seja jovem, madura, velha ou mesmo doente e fraca.]

— *Hatha Yoga Pradipika*, 1.64[50]

Assim, os especialistas aprovam essa ideia com unanimidade, e a experiência também confirma isso. De fato, só os preguiçosos acham inútil a prática dos passos do yoga. Do contrário, o yoga é muito importante para qualquer pessoa com mais de oito anos, independentemente da sua idade.

Grávidas a partir do quarto mês de gestação não devem praticar *asanas*. Elas podem, no entanto, praticar *ujjayi pranayama*, *samavritti pranayama* e *vishamavritti pranayama*, sem *kumbhaka*, até o sétimo mês. Assim, se elas praticam com regularidade *rechaka*, expiração, e *puraka*, inspiração, enquanto sentadas em *Padmasana* [postura de lótus] ou *Mahamudra* [o grande selo], têm um parto mais tranquilo e fácil. É bom as mulheres se lembrarem disso.

49. Ibid., verso 1.16.
50. Ibid., verso 1.64.

Para pessoas com mais de cinquenta anos, basta praticar alguns dos *asanas* mais fáceis e úteis e também alguns *pranayamas*. Quem pratica há muitos anos, contudo, pode fazer qualquer *asana* ou *pranayama* sem problema algum. As pessoas mais velhas que quiserem começar a praticar o yoga, porém, acharão suficiente praticar os dez *asanas* citados a seguir [ver no capítulo 2 as descrições detalhadas dos *asanas* individuais]: primeiro, os *Surya Namaskaras* (tipos 1 e 2); depois *Paschimattanasana*, *Sarvangasana*, *Halasana*, *Karnapidasana*, *Urdhva Padmasana*, *Pindasana*, *Matsyasana*, *Uttana Padasana* e *Shirshasana*. É preferível praticá-los com os *vinyasas* [sistemas de respiração e movimento], mas, se não for possível, basta praticá-los com foco em *rechaka* e *puraka*. *Shirshana* deve ser praticado por pelo menos dez minutos, e o restante, por pelo menos dez *rechakas* e *purakas* durante o estado do *asana*. Ao praticar dessa maneira, o corpo e os órgãos dos sentidos se tornam firmes, a mente se purifica, a longevidade aumenta e o corpo se enche de uma energia revigorante.

Quem está na meia-idade deve fazer todos os *asanas*. Quanto mais são praticados, mais o corpo se fortalece, e obstáculos como doenças deixam de ser um problema. O *pranayama* fica mais fácil, a mente se torna mais harmoniosa, à medida que a qualidade de *sattva* [pureza] passa a predominar, e a força intelectual e a longevidade aumentam.

No caso de pessoas muito idosas, no entanto, que acham difícil praticar *Sarvangasana*, *Halasana*, *Uttana Padasana*, *Shirshasana* e *Padmasana*, basta praticar *mahabandha* diariamente, bem como *rechaka kumbhaka pranayama*, *puraka kumbhaka pranayama*, *samavritti vishamavritti pranayama* e *sithali pranayama*. Assim, terão vidas mais longas e felizes, mais protegidas de doenças.

Os fracos e os doentes também devem praticar gradualmente os *asanas* e *pranayamas* que forem adequados, e, com o passar do tempo, à medida que a força deles aumentar, a prática também deve aumentar. Dessa maneira, as enfermidades dos doentes e a falta de força dos fracos serão eliminadas, deixando-os saudáveis e com vigor.

Ao buscar um guru, o aspirante descobrirá que ele pode adaptar a prática de acordo com sua constituição física. O yoga jamais deve ser aprendido por meio da leitura de livros ou da contemplação de imagens. Deve ser aprendido apenas por intermédio da orientação de um guru que conheça a ciência do yoga e tenha experiência de sua prática. Se isso for ignorado, é possível que aconteçam problemas físicos e mentais. Por mais que seja verdade que todas as doenças que acometem o corpo e a mente do ser humano possam ser eliminadas pela prática dos passos do yoga, também é verdade que isso só ocorre se a ciência passa a ser praticada por meio da orientação de um guru experiente que conheça o *shastra* do yoga corretamente e o pratique. É somente dessa maneira que o corpo, a mente e os sentidos se purificam, assim como o ouro em um cadinho.

Por meio da prática do yoga, muitos tipos de males incuráveis, como a asma, podem ser curados, e o corpo, a mente e os sentidos passam a irradiar uma nova energia. De fato, alguns médicos que reprovam a ciência do yoga ficam estupefatos ao ver antigos pacientes que se curaram por meio da prática do yoga. A experiência corrobora isso. Doenças que a medicina não consegue curar podem ser curadas pelo yoga; doenças que nem o yoga consegue curar realmente não podem ser curadas. Um médico pode recomendar remédios para doenças que resultem de um desequilíbrio dos três *doshas*, mas nenhum *dhanvanthari* [médico] tem remédio para doenças mentais.[51] No entanto, os iogues dizem que o yoga pode curar até mesmo essas doenças. Na verdade, o praticante que tem fé nos passos do yoga e que os segue pode conquistar tudo no mundo. Ele pode até mesmo refazer a criação.[52]

O mundo é cheio de falsidade, enganos e exploração. Um iogue tem o poder de corrigir isso e atrair pessoas do mundo para o caminho correto. Sendo assim, é necessário enfatizar novamente a importância de os praticantes do yoga manterem a fé nos passos do yoga e em seu guru, demonstrando devoção. Entre os jovens de hoje, porém, não é comum encontrar fé ou devoção em virtude da fraqueza da mente e dos órgãos dos sentidos. No entanto, o

---

51. *Vata* [vento], *pitta* [fogo, bile] e *kapha* [terra, muco] são os três *doshas*, os elementos funcionais responsáveis por cada atividade do corpo; são estimulados por alimentos e ações. Quando os *doshas* estão em harmonia, há saúde; quando estão desequilibrados, o corpo adoece.

52. Para demonstrar isso, Vishvamitra, um grande *rishi* [vidente], criou outro *Indra Loka* [mundo dos deuses] para um homem de uma casta inferior que queria ir para o céu.

conhecimento que é aprendido sem devoção a Deus e ao guru é como servir o leite de uma vaca sagrada dentro de uma bolsa de pele de cachorro ou o leite intragável de uma mula. Contudo, se moças e rapazes buscam o conhecimento de modo genuíno, se praticam a verdadeira fé e a devoção sem ceder à instabilidade mental ou a uma falsa piedade, o poder divino lhes concede conhecimento em abundância — um conhecimento que os faz acreditar em corpos firmes e mentes fortes livres de desejos e coisas semelhantes; não há nenhuma dúvida a respeito disso. Também não há dúvida de que um país que tem o privilégio de ter a maioria de seus jovens com mentes devotadas a Deus, com corpos firmes e força mental, será abençoado com dádivas. É o que dizem os textos sagrados dos Vedas. Assim, enfatizo mais uma vez que, se os praticantes conhecem o caminho descrito aqui e o praticam, alcançam a felicidade tanto nesta vida quanto depois dela.

Como a constituição física de cada ser humano é diferente, é importante praticar os *asanas* em função dela. O benefício de cada *asana* ou *pranayama* pode ser igualmente obtido com outro que seja mais adequado para a estrutura do corpo da pessoa. Alguns *asanas* não são apropriados para algumas pessoas, podendo ser dolorosos. Um guru compreenderá e será capaz de explicar isso; por isso, o praticante deve fazer questão de seguir a orientação de um guru.

Para começar a prática do yoga, o aspirante deve em primeiro lugar fazer os *Surya Namaskaras* [saudações ao Sol] e depois os *asanas*. Os *Surya Namaskaras* e os *asanas* devem ser praticados na sequência correta e seguir o método de *vinyasa*. Se isso não acontecer, ou se os movimentos de *rechaka* e *puraka* forem negligenciados, nenhuma parte do corpo se fortalecerá, os *nadis* sutis não serão purificados e, em consequência do desequilíbrio resultante, o corpo, os órgãos dos sentidos, a mente e o intelecto não se desenvolverão. Eles podem até ficar ainda mais desequilibrados.

A prática dos *asanas* e dos *Surya Namaskaras* só deve acontecer se o método de *vinyasa* recomendado for seguido. Como diz o sábio Vamana, "*Vina vinyasa yogena asanadin na karayet* [Ó, iogue, não faça *asana* sem *vinyasa*]."[53] Quando o yoga é praticado com o conhe-

53. Vamana é o autor do *Yoga Korunta*, texto de referência sobre *asanas*, *pranayama* e *ashtanga* yoga.

cimento do método correto, é muito fácil aprendê-lo, mas quando a prática é realizada sem esse conhecimento, torna-se muito difícil. Assim, os aspirantes não devem se esquecer de aprender o método de *vinyasa*, e também o de *rechaka* e *puraka*, seguindo-os durante a prática.

Os *asanas* descritos no capítulo a seguir pertencem ao aspecto curativo da prática do yoga. Eles serão discutidos sistematicamente, e os aspirantes devem tomar o cuidado de praticá-los na ordem em que são descritos, sem pular uma postura por preferir outra. É preciso se lembrar disso.

O inverno é a melhor época para começar a prática do yoga, e o aspirante deve realizá-la antes das 5h da manhã. Porém, no inverno, é preciso evitar aquecer o corpo perto do fogo ou fazendo *cooper*, assim como deve-se evitar o excesso de relações sexuais. O aspirante não deve se esquecer dessas coisas.

> *Stirairangais tushtuvagumsastanubhih*
> *Vyashema devahitam yaddayuh*
> *Om Shanti Shanti Shanti.*
> [Durante o louvor, que nós de membros
> fortes e firmes desfrutemos da vida dada pelos deuses.
> Om paz paz paz.]
>
> — *Mantra Shanti do Rig Veda*

Surya Namaskara e Yoga Asanas

Surya Namaskara

A prática do *Surya Namaskara*, ou saudação ao Sol, chegou até nós de um passado muito distante e é capaz de tornar a vida humana celestial e bem-aventurada. Com ela, as pessoas se tornam alegres e sentem felicidade e contentamento, além de evitarem sucumbir à velhice e à morte.[1]

No entanto, atualmente, sem jamais terem aprendido as tradições e as práticas de seus ancestrais nem terem controle algum dos seus órgãos dos sentidos, as pessoas satisfazem as próprias vontades e destroem a própria força mental em troca de ganhos tangíveis. Elas negam a realidade simplesmente porque esta não pode ser vista, fazendo com que a própria vida seja sofrida, ou se sujeitando a doenças, pobreza e morte. Se elas seguissem as tradições de seus ancestrais, contudo, seus corpos e mentes se desenvolveriam, e assim seria possível realizar a natureza do *eu*, como confirma uma escritura: "*Nayam atma balahinena labhyah* [Esse *eu* não pode ser alcançado por alguém destituído de força]".[2] Com o fortalecimento do corpo, dos órgãos dos sentidos e da mente, as pessoas se tornam saudáveis e íntegras, têm vidas longas e intelectuais e conseguem alcançar a libertação eterna. Assim, se quisermos vidas saudáveis e íntegras, intelectualidade e longevidade, jamais deveremos nos esquecer do comportamento e das tradições de nossos ancestrais.

Ao seguir os preceitos dos grandes sábios, "*Shariramadyam khalu dharma Sadhanam* [O primeiro dever é cuidar do corpo, que é o nosso recurso na busca da vida espiritual]",[3] nossos ancestrais encontraram uma maneira de obter a saúde corporal. Eles sabiam que

---

1. Dizem que os grandes iogues conseguem até controlar a morte, pois a vida pode ser estendida pelo controle da respiração.
2. *Mundaka Upanishad*, 3.2.3.
3. Swami Yatishwarananda, *Meditation and Spiritual Life*. Bangalore, Ramakrishna Ashram.

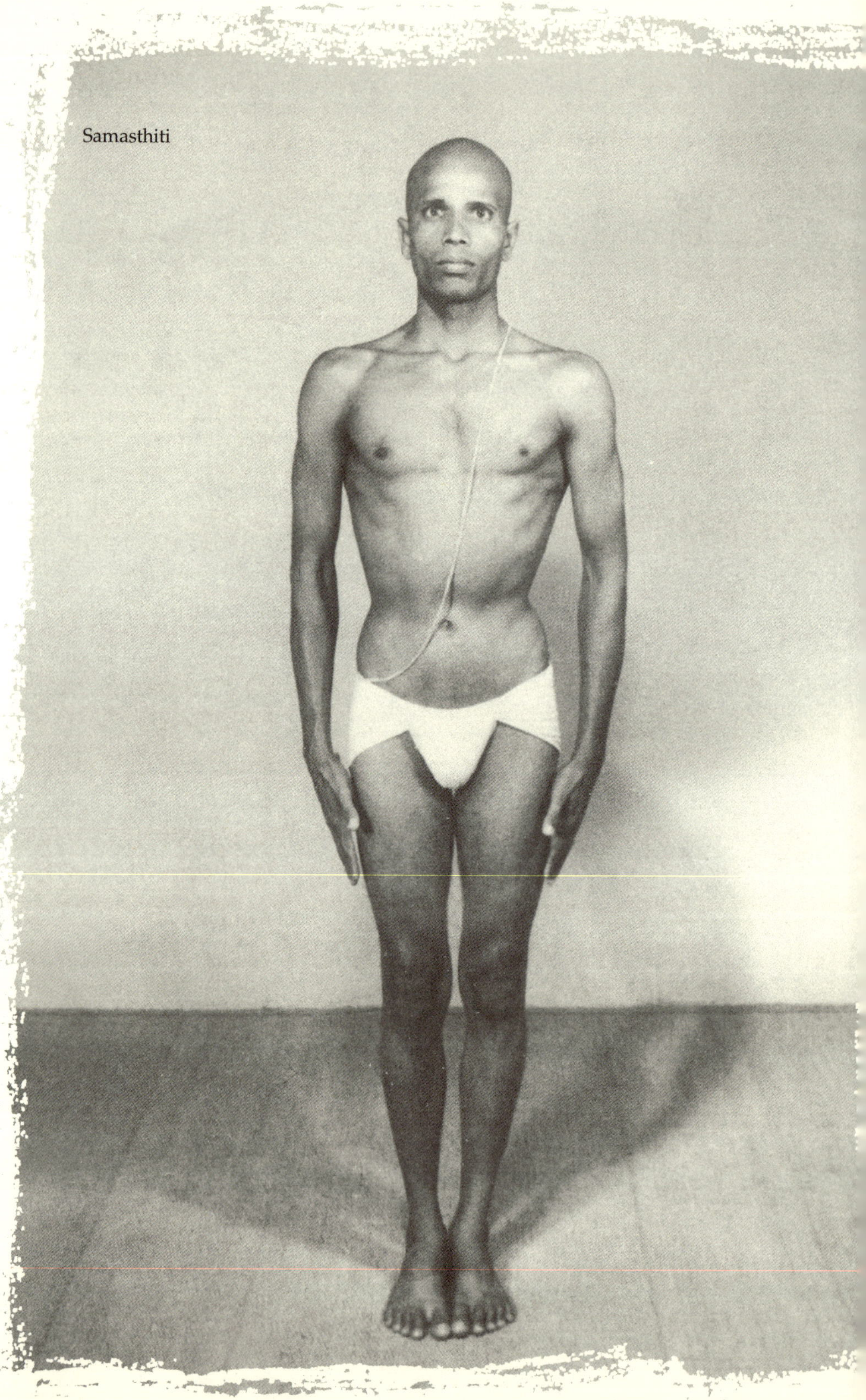

Samasthiti

Primeiro Surya Namaskara,
1º vinyasa

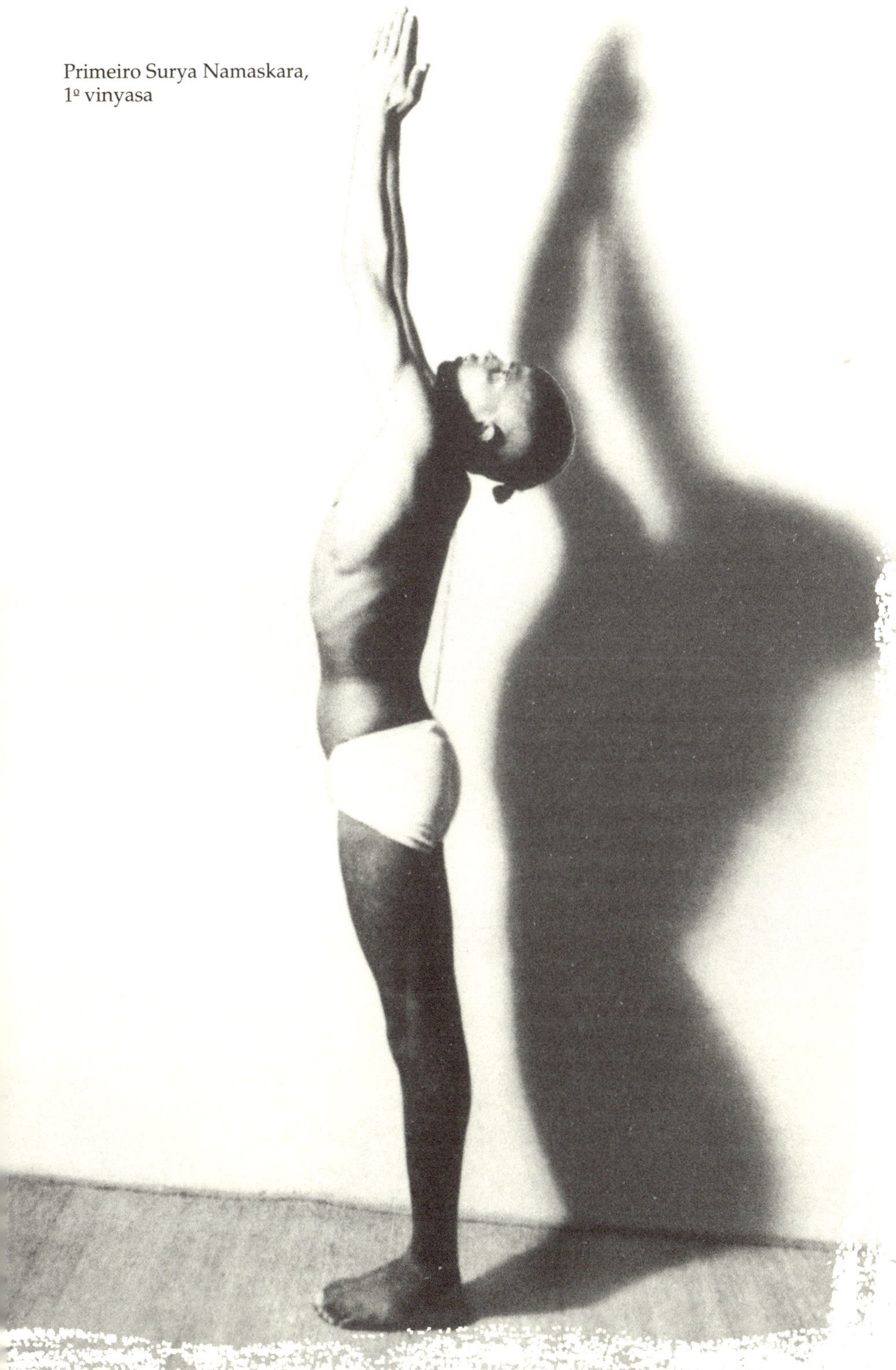

essa forma não deveria violar as escrituras, e sim estar de acordo com elas. Portanto, sabiam que isso só seria possível por meio do *Surya Namaskara* e dos passos do yoga. Então, estudaram a ciência do yoga, colocaram-na em prática e sentiram alegria. Em todos os cantos da Índia, pessoas de todas as classes passaram a praticar o *Surya Namaskara* descrita no *shastra* do yoga. Fizeram isso por sentir que aquela era uma ação justa, um dever diário, pois sabiam que as bênçãos do Deus Sol eram essenciais para se ter uma boa saúde. Se analisarmos o ditado "*Arogyam bhaskarad icchet* [A pessoa deve desejar a saúde do Sol]", perceberemos que aqueles que são abençoados pelo Deus Sol têm vidas saudáveis. Assim, para se alcançar a saúde — a maior riqueza de todas —, a única coisa a ser buscada são as bênçãos do Deus Sol.

Para garantir essas bênçãos, o *Surya Namaskara* deve ser praticado de acordo com as escrituras. A adoração ao Sol sempre deve ser feita na forma da *Namaskara*, pois, por mais que existam outras formas de adoração, somente as *Namaskaras* são importantes. Nas palavras de uma escritura, "*Namaskarapriya suryah* [*Namaskara* é o amado pelo Sol]". Por isso, elas não devem ser praticadas de qualquer maneira; é preciso praticá-las de acordo com o método recomendado no *shastra*. É apenas com o *Namaskara* praticado de acordo com as regras e sem violar as escrituras que o Sol, o deus associado à saúde, se satisfaz e nos confere a riqueza da vitalidade, protegendo-nos. Em suma, se uma pessoa deseja garantir a sorte da saúde, ela deve praticar o *Surya Namaskara* sem abandonar o caminho recomendado pelos *shastras*.

O que são os *shastras*? Eles explicam o significado dos mantras de uma maneira que até mesmo as mentes mais lentas conseguem entender com facilidade. Entre os *shastras*, aqueles que elucidam o significado dos mantras relacionados ao Deus Sol oferecem adorações e preces a Ele da seguinte maneira: "*Bhadram karnebhih shrunuyama devah / Bhadram pashyema / Akshabhir yajatrah* [Ó, Deuses que estão envolvidos em sacrifícios, que ouçamos com nossos ouvidos o que é auspicioso, que enxerguemos com nossos olhos o que é auspicioso.]". O objetivo desse mantra é distinguir a divindade em todos os objetos dos sentidos por meio do fortalecimento dos próprios sentidos. Essa prece não serve apenas para eliminar doenças ou fortalecer o corpo, os sentidos e a mente,

Primeiro Surya Namaskara,
2º vinyasa (Uttanasana)

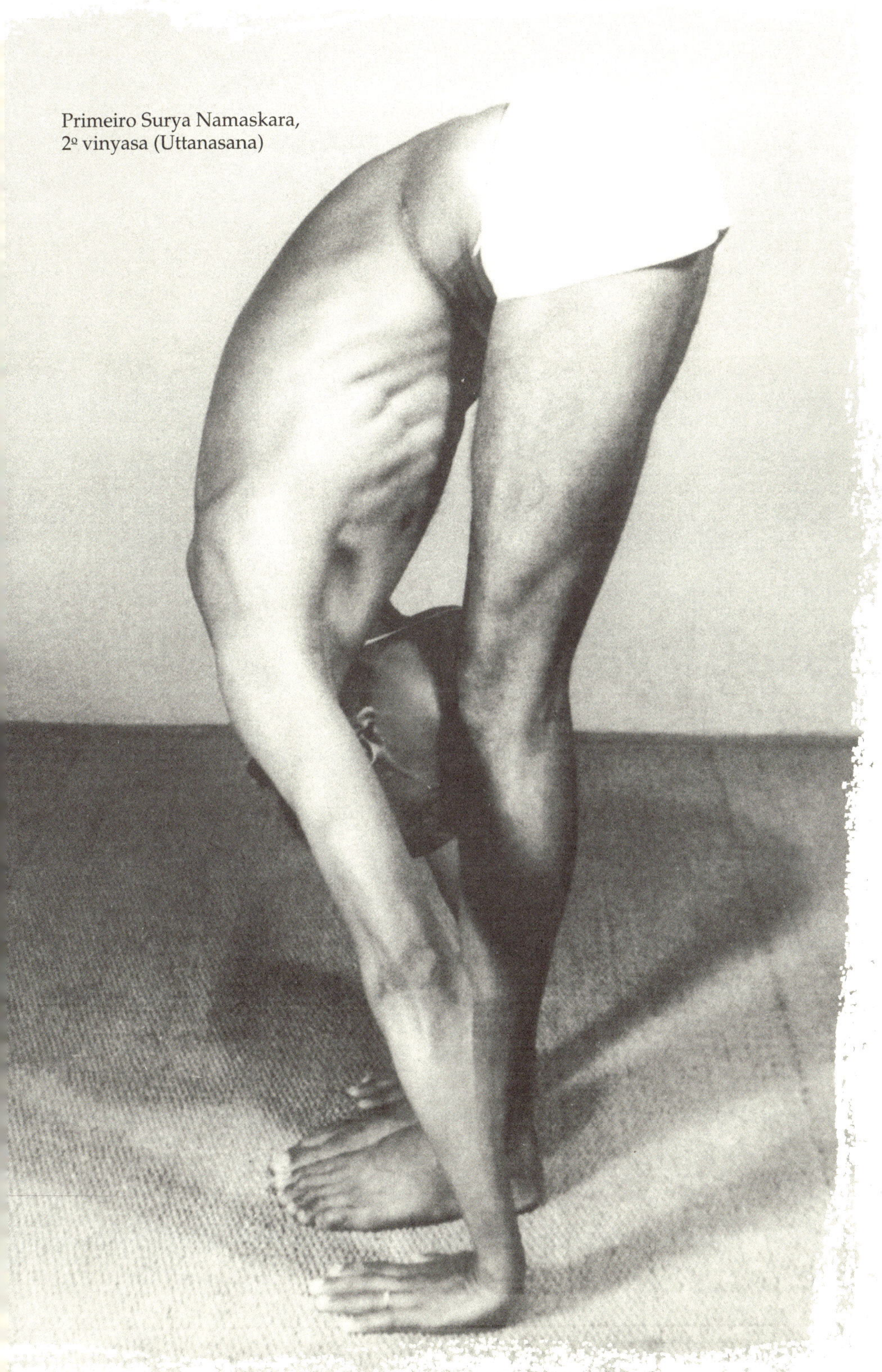

Primeiro Surya Namaskara,
3º e 7º vinyasas

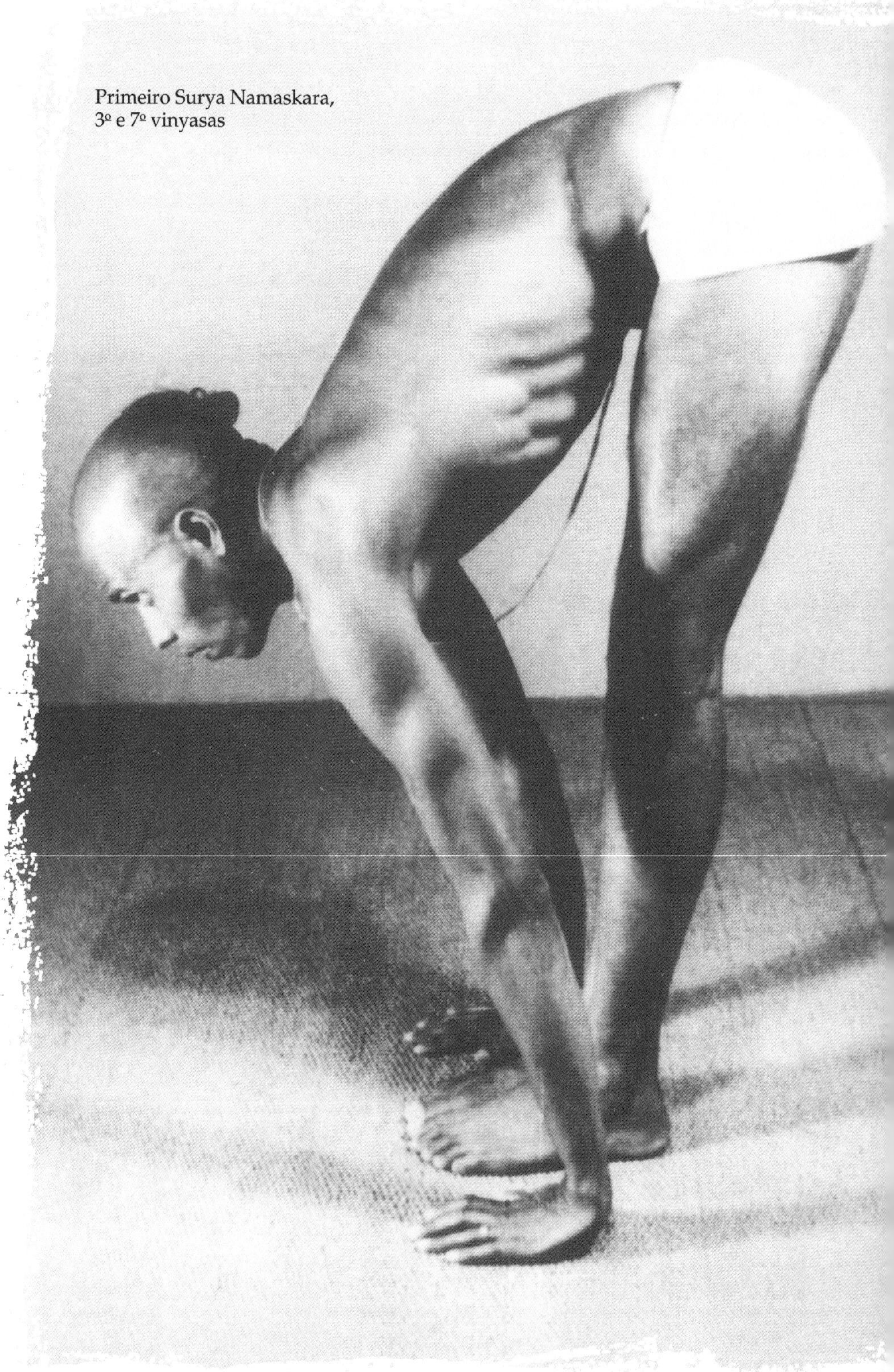

serve também para se obter a felicidade interna e a libertação suprema da existência transmigratória. Essa felicidade só pode ser conquistada pelos saudáveis, não pelos doentes. Assim, para que alguém se torne saudável, é preciso praticar o *Surya Namaskara* de acordo com as ordens das escrituras.

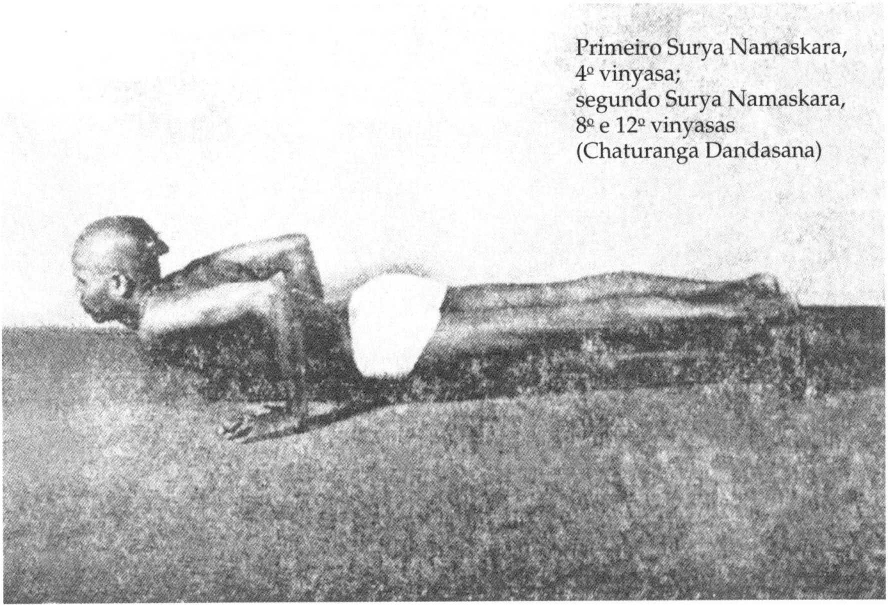

Primeiro Surya Namaskara, 4º vinyasa; segundo Surya Namaskara, 8º e 12º vinyasas (Chaturanga Dandasana)

O método para praticar o *Surya Namaskara* tem sido descrito de várias maneiras por diversas pessoas. Não podemos afirmar categoricamente qual é a maneira correta, mas, quando refletimos sobre a ciência do yoga, vemos que a tradição do *Surya Namaskara* segue, principalmente, o método de *vinyasa*, ou sistema de movimento e respiração; os movimentos de *rechaka*, ou expiração, *puraka*, ou inspiração; e meditação. De acordo com o *shastra* do yoga, essa tradição inclui *vinyasa*, *rechaka* e *puraka*, *dhyana* [meditação], *drishti* [foco do olhar] e *bandhas* [contrações musculares ou travas]. E esses são os únicos métodos que devem ser seguidos para aprender o *Surya Namaskara*, como iogues declaram por experiência.

De fato, as saudações ao Sol, quando feitas desobedecendo às regras mencionadas anteriormente, são quase apenas um exercício, e não o verdadeiro *Surya Namaskara*.

Existem dois tipos de *Surya Namaskara*. O primeiro tipo engloba nove *vinyasas*, e o segundo, dezessete. Para aprender o método dos *vinyasas*, *rechaka* e *puraka*, os *bhandas*, *dhyana*, *trataka* [o olhar] e similares, é preciso consultar um *satguru*, pois seria errado tentar aprender o yoga sem recorrer a um professor desse gênero. Se, no entanto, o caminho das escrituras é seguido e praticado sob a orientação de um *satguru* que não apenas conhece muito bem os *shastras* do yoga como também os pratica, as doenças triplas são destruídas e a pessoa tem uma vida saudável.[4]

Há um senso comum de que as doenças mentais não têm cura. Os *Shrutis*, no entanto, dizem que, com o *Surya Namaskara*, até mesmo a doença mental pode ser curada. Se analisarmos o significado de um mantra como "*Hridrogyam mama surya harimanam cha nashaya* [Remova, ó, Sol, a palidez enferma do meu coração e da minha mente]", veremos que até mesmo as doenças mentais e as doenças originadas do *prarabdha karma* [resultado de ações passadas que dão frutos na vida atual] podem ser destruídas. Nossos ancestrais certamente estudaram os mantras, compreenderam seus significados e os colocaram em prática. Como resultado, eles tiveram vidas longevas e saudáveis com muita força e intelecto, sem jamais sucumbir às doenças, à morte ou à pobreza. Eles alcançaram o conhecimento divino, unindo-se à bem-aventurança e mantendo um contentamento eterno.

Assim, se seguirmos a maneira de praticar o *Surya Namaskara* indicada pelas escrituras, será possível curar doenças terríveis como lepra, epilepsia e icterícia. Ninguém precisa ter dúvidas ou ceticismo a respeito disso; essas doenças terríveis que acabaram de ser mencionadas certamente podem ser destruídas. Algumas pessoas receberam tratamento médico durante anos para doenças como a lepra e não se curaram. Porém, após praticarem *Surya Namaskara*, *yogasana*, *pranayama* e posturas similares por um período de cinco a seis meses, elas se livraram de seus males. Afirmo isso com base em minha experiência. Portanto, pessoas que praticam o yoga e *Surya Namaskara* não sofrerão de nenhum tipo de doença. Por isso, os praticantes devem exercitá-las e deixar de lado todos os medos e dúvidas.

---

4. As doenças triplas são: *manasika*, ou mental; *desika*, ou corporal; *adhyatmika*, ou espiritual.

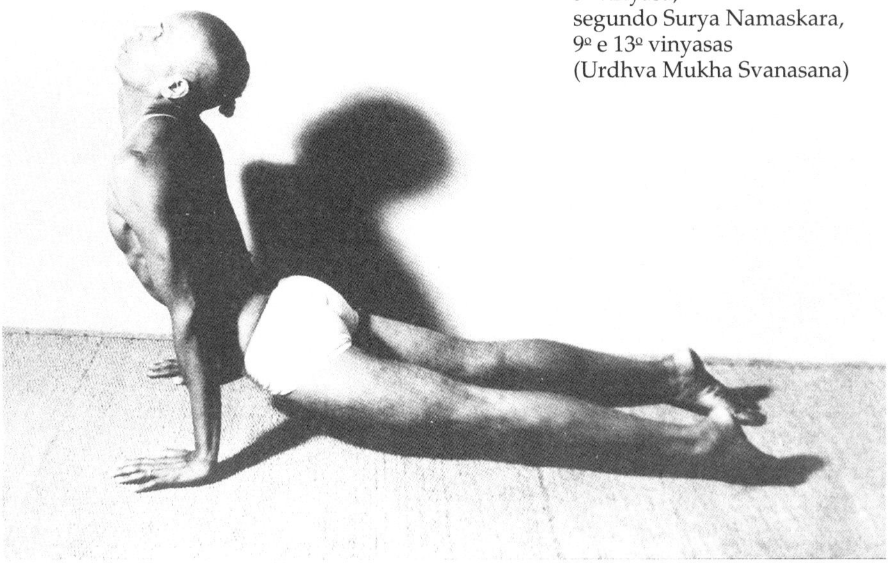

Primeiro Surya Namaskara,
5º vinyasa;
segundo Surya Namaskara,
9º e 13º vinyasas
(Urdhva Mukha Svanasana)

Algumas pessoas trabalham sentadas ou ficam em pé por muito tempo e sentem dores nas articulações que as impedem de sentar-se ou andar sem dificuldade. Elas buscam todo tipo de tratamento médico e têm vidas infrutíferas. No entanto, seus males certamente podem ser curados com *Surya Namaskara.* Os iogues dizem que esses males têm a ver com os *nadis.* O corpo, que é a base para a realização de todas as ações meritórias, deve ser mantido puro e o mais livre possível de obstáculos como doenças, e *Surya Namaskara* e *yogasana* são muito importantes para isso. De fato, no mundo atual, são essenciais para homens e mulheres, jovens e velhos. Se todos reconhecessem a utilidade delas, praticando-as e ensinando suas tradições a suas famílias, poderíamos afirmar orgulhosamente que a Índia, nossa terra sagrada, se alegraria, enchendo-se de um novo vigor.

Se o próprio governo entendesse a utilidade disso e tornasse obrigatória a prática de *yogasana*, de *Surya Namaskara* e de suas tradições para todos os alunos de todas as instituições educacionais, tanto meninos como meninas, isso ajudaria a tornar a vida deles mais pura e seria muito benéfico para o mundo. De fato, a Mãe Índia ficaria muito satisfeita. Então, jamais devemos nos esquecer de carregar a tocha da luz divina do conhecimento do yoga, que nos foi transmitida pela nossa cultura védica, para manter sua chama acesa por toda a eternidade.

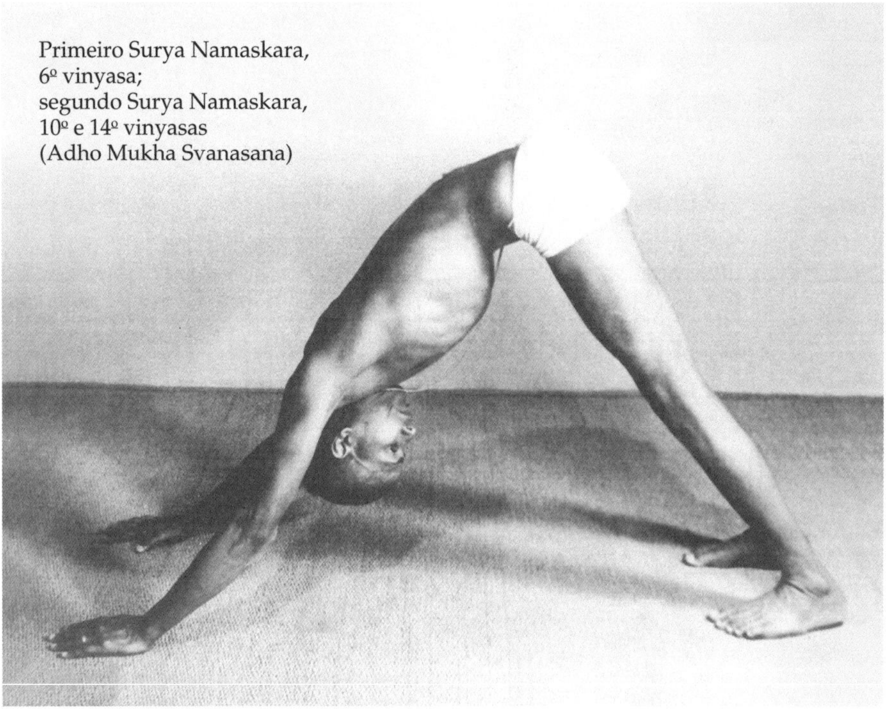

Primeiro Surya Namaskara, 6º vinyasa; segundo Surya Namaskara, 10º e 14º vinyasas (Adho Mukha Svanasana)

Método para praticar o primeiro *Surya Namaskara*

O primeiro tipo de *Surya Namaskara* engloba nove *vinyasas*. Para começar, junte as pernas, encostando os calcanhares e os dedões, empurre o peito para cima, abaixe levemente a cabeça e mantenha-se parado com a postura ereta, olhando para a ponta do nariz; isso é chamado *Samasthiti*, que significa ficar em pé formando uma reta. Então, inspirando lentamente pelo nariz, erga os braços acima da cabeça, junte as mãos, incline a cabeça um pouco para trás e olhe para as pontas dos dedos; esse é o primeiro *vinyasa*. Em seguida, expirando lentamente, leve as mãos para os lados dos pés no chão, estenda os joelhos e encoste lentamente o nariz

Segundo Surya Namaskara,
1º e 17º vinyasas
(Utkatasana)

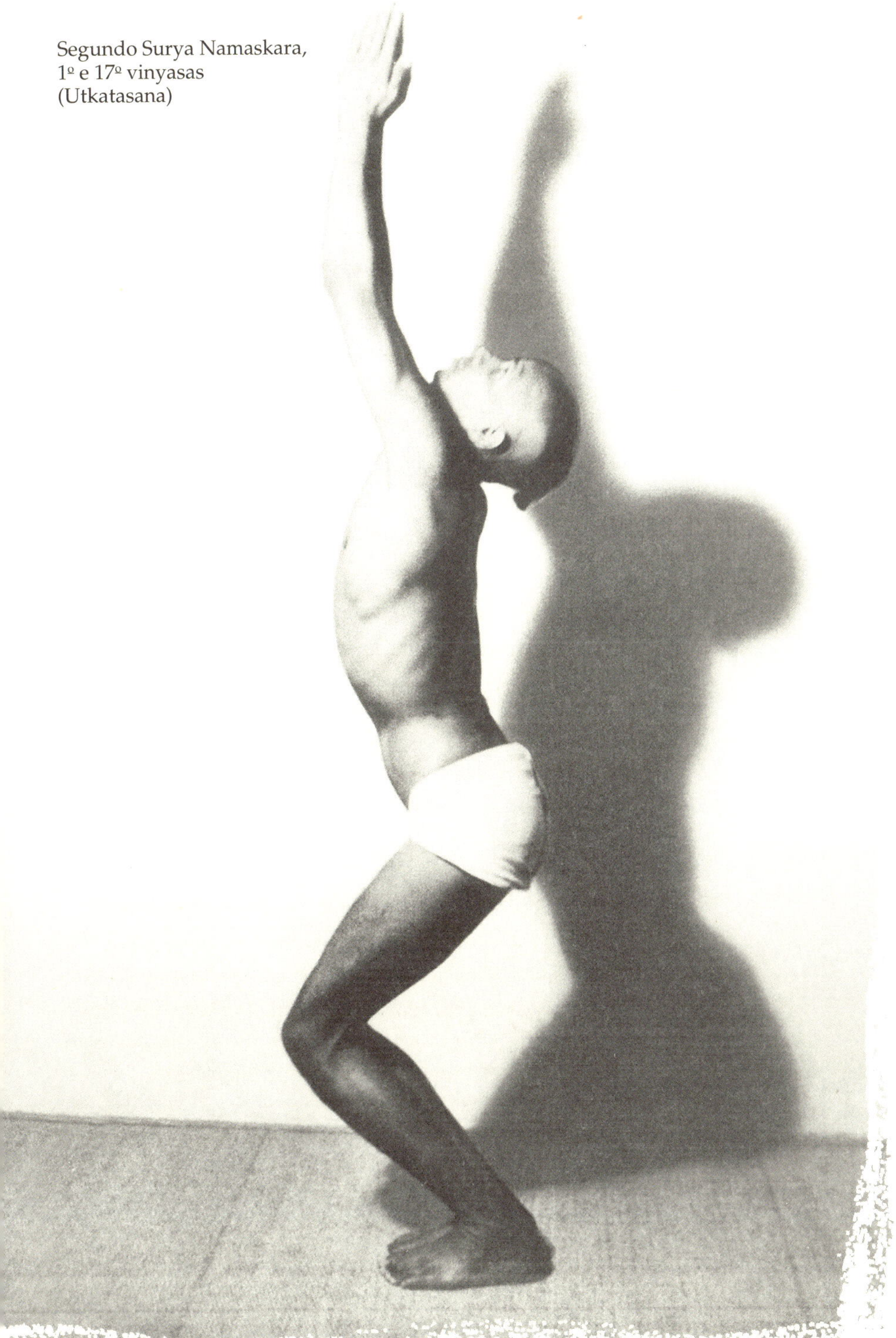

neles; esse é o segundo *vinyasa* (ver imagem na página 61). Depois, fazendo *puraka* (que significa inspirar), erga apenas a cabeça; esse é o terceiro *vinyasa*. (Para todos os *vinyasas* subsequentes, veja as imagens.) Em seguida, fazendo *rechaka* (que significa expirar), pressione as mãos diretamente no chão e, com apenas a força delas, lance as pernas para trás e sustente o corpo reto apenas nas mãos e nos dedos dos pés; esse é o quarto *vinyasa*. Depois, fazendo *puraka*, empurre o peito para a frente com a força das mãos, erga a cabeça, dobre a cintura, estenda os braços sem tocar as coxas nem os joelhos no chão e estique os pés e os dedos, mantendo o topo dos pés pressionando o chão; esse é o quinto *vinyasa*. Em todos os *vinyasas*, o corpo deve ser mantido firme e reto. Então, fazendo *rechaka*, erga o quadril, incline a cabeça para baixo, pressione os calcanhares no chão, encolha completamente o abdômen e permaneça assim, olhando para o umbigo; esse é o sexto *vinyasa*. Depois disso, o sétimo *vinyasa* é igual ao método do terceiro, ou seja, enquanto você for do sexto *vinyasa* para o sétimo, faça *puraka*, coloque os pés entre as mãos com um salto, pressione as pernas uma na outra e fique em pé com os joelhos retos e os pés juntos. Em seguida, o oitavo *vinyasa* é igual ao método do segundo, e o nono *vinyasa* é igual ao método do primeiro. Então, a pessoa fica em pé com a postura ereta, em *Samasthiti*.

Esse é o método para o primeiro *Surya Namaskara*, que costuma ser praticado com o canto de mantras. Para isso, a meditação é muito importante, assim como os *drishti*, ou foco do olhar, que incluem: *nasagra drishti* [olhar na ponta do nariz] para *samasthiti*; *broomadhya drishti* [olhar entre as sobrancelhas] para o primeiro *vinyasa*; *nasagra dristri* para o segundo *vinyasa*; olhar entre as sobrancelhas para o terceiro *vinyasa* — em outras palavras, nos *vinyasas* ímpares, o olhar deve estar entre as sobrancelhas, e nos pares, na ponta do nariz. Além disso, para os *vinyasas* pares, *rechaka* deve ser feito, e nos ímpares, faz-se *puraka*. Em geral, o método para fazer *rechaka* e *puraka* é o mesmo para todos os *vinyasas* e *asanas* posteriores. Um *sadhaka* [aspirante espiritual] deve aprender isso de modo paciente.

Método para praticar o segundo *Surya Namaskara*

O segundo tipo de *Surya Namaskara* engloba dezessete *vinyasas*, e os movimentos de *rechaka* e *puraka* são iguais aos do primeiro *Surya*

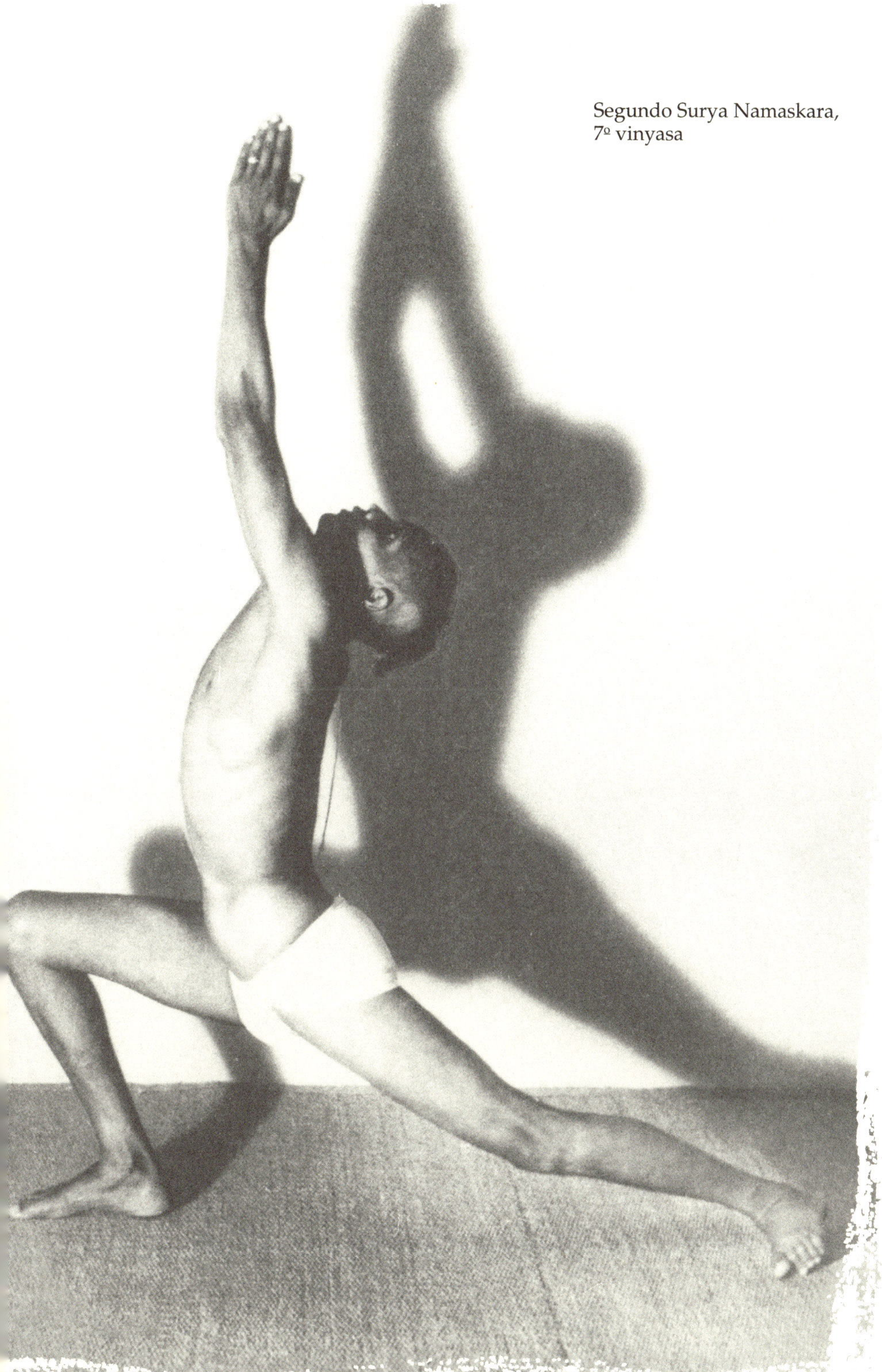

Segundo Surya Namaskara,
7º vinyasa

Namaskara. Para começar, fique em pé e junte as pernas como no primeiro *Surya Namaskara*. Depois, fazendo *puraka*, dobre os joelhos, que devem estar juntos, erga o peito, leve os braços retos para cima da cabeça, junte as mãos, incline a cabeça um pouco para trás e olhe para as pontas dos dedos; esse é o primeiro *vinyasa* (ver imagem na página 59). Em seguida, fazendo *rechaka*, estenda as pernas (não dobre os joelhos), pressione as mãos no chão nas laterais dos pés como no primeiro *Surya Namaskara*, e encoste o nariz entre os joelhos; esse é o segundo *vinyasa*. Então, fazendo *puraka*, endireite as costas e erga apenas a cabeça; esse é o terceiro *vinyasa*. Em seguida, fazendo *rechaka* lentamente, salte para trás deixando o corpo na forma de um graveto usando apenas a força das mãos, como foi descrito no primeiro *Surya Namaskara*, e permaneça com a cabeça um pouco erguida; esse é o quarto *vinyasa*. Depois, fazendo *puraka*, leve o corpo para a frente com a força dos braços, erga o peito, arqueie as costas e deixe as pernas firmes e retas, com a parte de cima dos pés pressionando o chão; esse é o quinto *vinyasa*. Então, fazendo *rechaka*, erga o quadril, pressione os calcanhares no chão, incline a cabeça, retraia o abdômen com firmeza e encare o umbigo; esse é o sexto *vinyasa*. Em seguida, fazendo *puraka*, coloque o pé direito entre as mãos, que estão pressionadas no chão, dobre o joelho da perna direita, endireite a coxa e o joelho da perna esquerda que está estendida atrás, erga os braços acima da cabeça, junte as mãos, encha o peito, incline a cabeça um pouco para trás e permaneça assim, com o olhar nas pontas dos dedos; esse é o sétimo *vinyasa* (ver imagem na página 69). O oitavo *vinyasa* segue o método do quarto *vinyasa*. O nono *vinyasa* segue o método do quinto. O décimo *vinyasa* segue o método do sexto. O 11º *vinyasa* segue o método do sétimo, mas no sétimo *vinyasa* a perna direita vai para a frente, e no 11º é a esquerda que vai para a frente; é preciso observar isso. Depois, o 12º *vinyasa* segue o método do quarto. O 13º *vinyasa* segue o método do quinto. O 14º *vinyasa* segue o método do sexto. O 15º *vinyasa* segue o método do terceiro. O 16º *vinyasa* segue o método do segundo, e o 17º *vinyasa* segue o método do primeiro. Então, vamos ao *Samasthiti*.

Para o segundo *Surya Namaskara*, *vinyasas*, *rechaka* e *puraka* seguem o método descrito no primeiro *Surya Namaskara*. A única diferença é que, no segundo *Surya Namaskara*, o primeiro, o sétimo, o 11º e o 17º *vinyasas* introduzem uma forma diferente; à exceção disso, os *vinyasas* restantes são os mesmos da primeira saudação ao Sol. Como mencionado anteriormente, os *vinyasas* pares indicam *rechaka*, e os ímpares, *puraka*.

Os aspirantes devem conhecer esse método, que é aprendido de forma mais adequada com um guru. Eles também devem observar que *kumbhaka*, ou retenção da respiração, não ocorre no *Surya Namaskara* nem nos *asanas*. Aqueles que praticam *Surya Namaskara* de acordo com as regras das escrituras jamais devem se esquecer dos *drishtis*, dos *bandhas*, de *dhyana*, *rechaka* e *puraka*, como mencionado anteriormente. Após terminar as saudações ao Sol, o louvor e outras atividades religiosas devem ser realizados na posição *Padmasana*. Para aqueles que praticam os *asanas*, realiza-se a princípio o *Surya Namaskara* e depois os *asanas*. Essa é a regra. Aqueles que seguem essa regra recebem o que desejam.

Com isso, encerra-se o tema do *Surya Namaskara*.

Yoga Asanas

Os *asanas* posteriores ao *Surya Namaskara* devem ser praticados da maneira descrita a seguir.

1. Padangushtasana

Padangushtasana tem três *vinyasas*; o 2º *vinyasa* é o estado do *asana* (ver imagem na página 72).[5]

Método

Primeiro, fique em pé com a postura ereta, inspirando profundamente pelas narinas, afaste as pernas com um salto, deixando-as a uma distância de até 15 cm uma da outra, expire lentamente, leve os braços para baixo e segure os dedões dos pés, erga a cabeça e o peito completamente sem dobrar os joelhos e permaneça nessa posição enquanto inspira; esse é o 1º *vinyasa*. Depois, expirando, encolha o baixo-ventre, posicione sua cabeça na região entre os dois joelhos, estenda os joelhos e permaneça nessa posição, fazendo

5. O estado de um *asana* se refere à principal posição de uma postura.

Padangushtasana

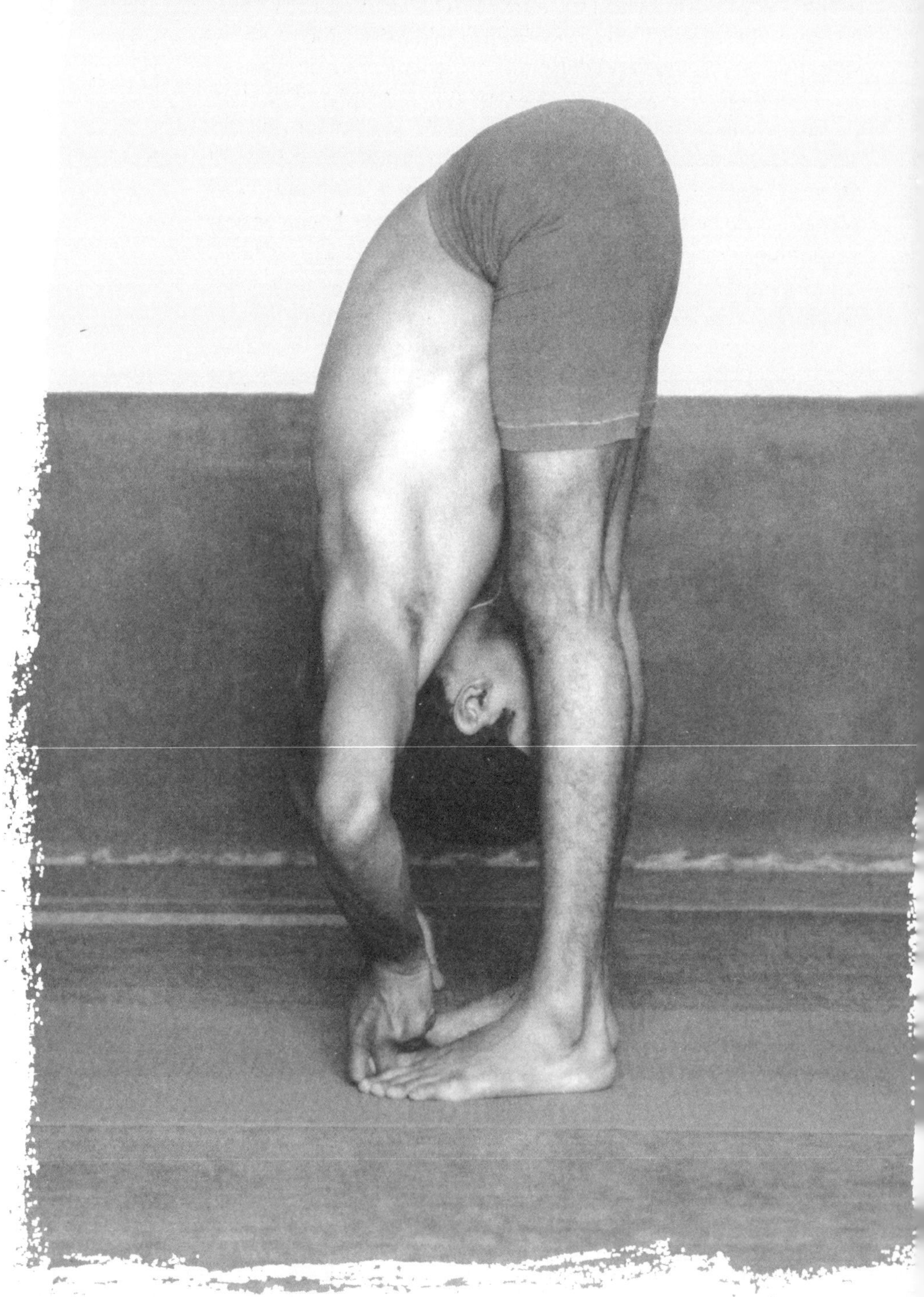

puraka e *rechaka* o máximo possível; esse é o 2º *vinyasa* (ver imagem na página 72).[6] Em seguida, inspirando, erga a cabeça lentamente, permanecendo nessa posição segurando os dedões; esse é o 3º *vinyasa*. Então, expire e volte para *Samasthiti*. Enquanto estiver neste *asana*, o baixo-ventre deve permanecer encolhido e contraído, e *rechaka* e *puraka* devem ser realizados lentamente e o máximo possível. Essa é a maneira de fazer *Padangushtasana*.

Benefícios

Padangushtasana dissolve a gordura do baixo-ventre e purifica o *kanda*, que é o plexo nervoso em formato de ovo que fica na região anal, e o reto.

2. Padahastasana

Padahastasana tem três *vinyasas*. O 2º *vinyasa* é o estado do *asana*.

Método

Para começar, fique em pé com as pernas a uma distância de até 15 cm uma da outra, assim como em *Padangushtasana*, e, enquanto faz *puraka* e *rechaka*, posicione as palmas das mãos embaixo dos pés e, fazendo *puraka*, erga a cabeça e permaneça assim; esse é o 1º *vinyasa*. Em seguida, fazendo *rechaka*, posicione a cabeça na região entre os joelhos, sem dobrá-los, e permaneça nessa posição, fazendo *rechaka* e *puraka* o máximo possível; esse é o 2º *vinyasa*. Depois, inspirando, erga apenas a cabeça; esse é o 3º *vinyasa*. Então, faça *Samasthiti* como no *asana* anterior. No estado deste *asana*, o baixo-ventre deve ser contraído com firmeza, e se deve fazer *rechaka* e *puraka* o máximo possível.

Benefícios

Padahastasana purifica o canal anal, os rins e o baixo-ventre.

---

6. Observação: nas descrições dos *asanas*, os aspirantes são instruídos a fazer *rechaka* e *puraka*, ou expiração e inspiração, o máximo possível. No entanto, basta inspirar e expirar de cinco a oito vezes em cada postura. Para remediar algum mal em particular, o aspirante pode permanecer nas posturas curativas específicas para sua enfermidade por 50 a 80 respirações.

Padahastasana

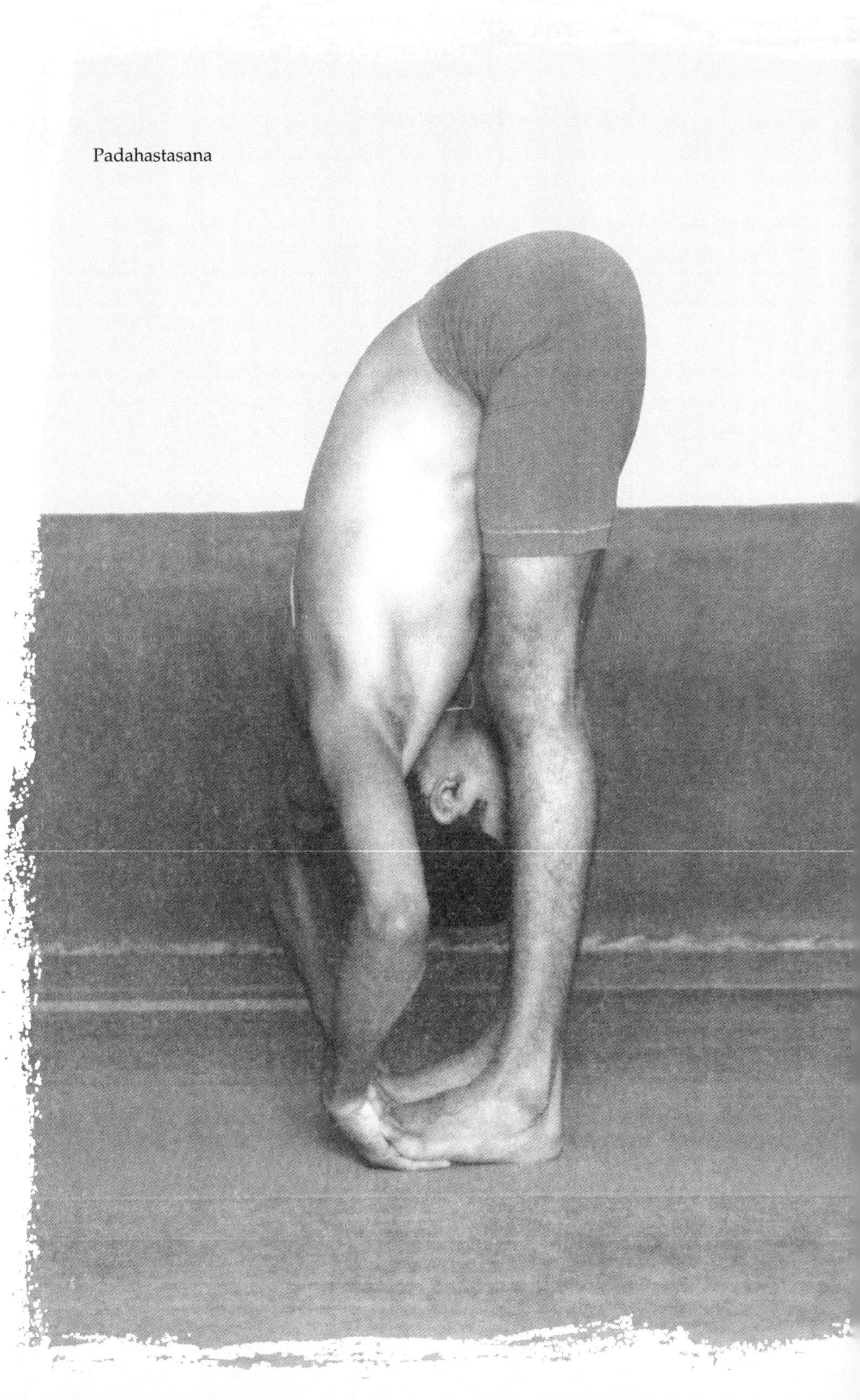

3. Utthita Trikonasana

Utthita Trikonasana tem cinco *vinyasas;* o 2º e o 4º são os estados do *asana. Rechaka* e *puraka* devem ser feitos como foi descrito anteriormente, e, assim como no *Surya Namaskara,* o *rechaka* ocorre nos *vinyasas* pares, e o *puraka,* nos ímpares. Os aspirantes devem observar os movimentos corretos de ambos e fazê-los adequadamente.

Método

Primeiro, começando com *puraka,* afaste as pernas com um salto para a direita, deixando-as a uma distância de 90 cm uma da outra, abra os braços afastando-os do corpo na altura do peito e permaneça assim; esse é o 1º *vinyasa.* Depois, vire o pé direito para a direita e, expirando, leve o braço para baixo e segure o dedão do pé direito com a mão direita, erga o outro braço, fixe o olhar nas pontas dos dedos desse pé e faça *puraka* e *rechaka* lentamente e o máximo possível; esse é o 2º *vinyasa* — nesse *vinyasa,* os joelhos não devem ser dobrados (ver imagem na página 76). Depois, fazendo *puraka,* volte para a posição do 1º *vinyasa* e permaneça; esse é o 3º *vinyasa.* Em seguida, vire o pé esquerdo para a esquerda e, fazendo *rechaka,* leve o braço para baixo, segure o dedão, olhando para a extremidade da mão erguida, e faça *puraka* e *rechaka* o máximo possível; esse é o 4º *vinyasa.* Então, fazendo *puraka,* volte para a posição do 1º *vinyasa;* esse é o 5º *vinyasa.* Em seguida, volte para *Samasthiti.*

Benefícios

Utthita Trikonasana dissolve a gordura ruim da cintura e deixa o corpo em forma. A postura também expande a porção estreita do canal respiratório e fortalece a coluna vertebral.

4. Utthita Parshvakonasana

Este *asana* tem cinco *vinyasas;* o 2º e o 4º constituem os estados do *asana* (ver imagem na página 77). O *rechaka* e o *puraka* devem seguir o método descrito nos *asanas* anteriores.

Método

Para este *asana,* afaste as pernas com um salto para a direita fazendo *puraka,* deixando-as a uma distância de até um metro e

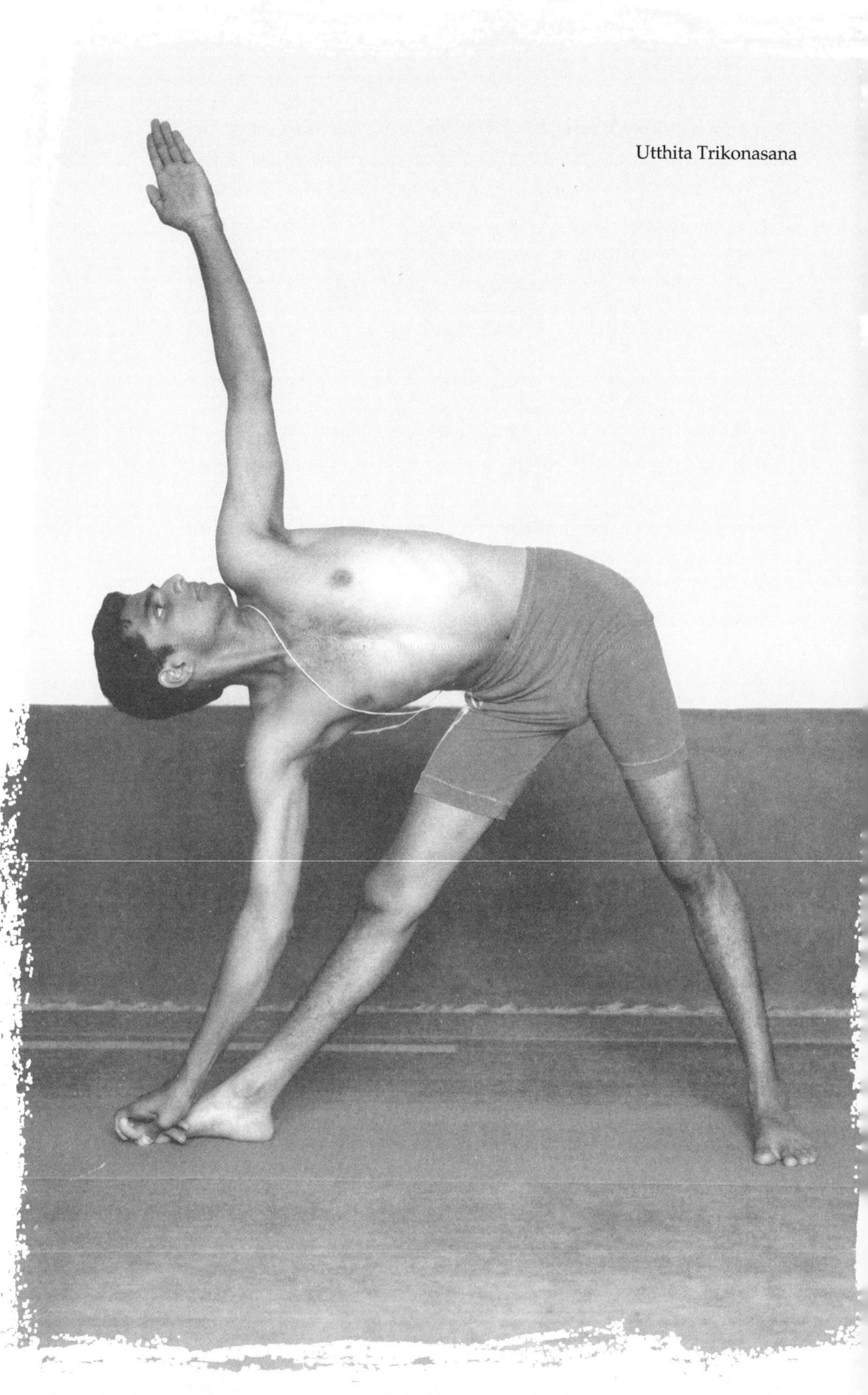
Utthita Trikonasana

meio uma da outra. Como no *Trikonasana*, abra os braços com firmeza na altura do peito, enchendo-o. Depois, fazendo *rechaka*, vire o pé direito para fora, dobre completamente o joelho, posicione a mão direita ao lado do pé direito, estenda o braço esquerdo por cima da orelha e olhe para as pontas dos dedos; esse é o 2º *vinyasa*, que é o estado do *asana*, durante o qual *puraka* e *rechaka* devem ser realizados o máximo possível. Depois, fazendo *puraka*, volte para a posição do 1º *vinyasa*; esse é o 3º *vinyasa*. Então, fazendo *rechaka*, repita com a perna esquerda o que foi feito com a direita; esse é o 4º *vinyasa*. Em seguida, fazendo *puraka*, volte para a posição do 1º *vinyasa*; esse é o 5º *vinyasa*. Por fim, volte para *Samasthiti*.

No 2º e no 4º *vinyasa*, que são os estados deste *asana*, o corpo deve ficar firme, e *rechaka* e *puraka* devem ser feitos lentamente e o máximo possível. Na verdade, em todos os *asanas*, os aspirantes não devem se esquecer de realizar *rechaka* e *puraka* lentamente e o máximo possível enquanto estiverem no estado do *asana*.

Utthita Parshvakonasana

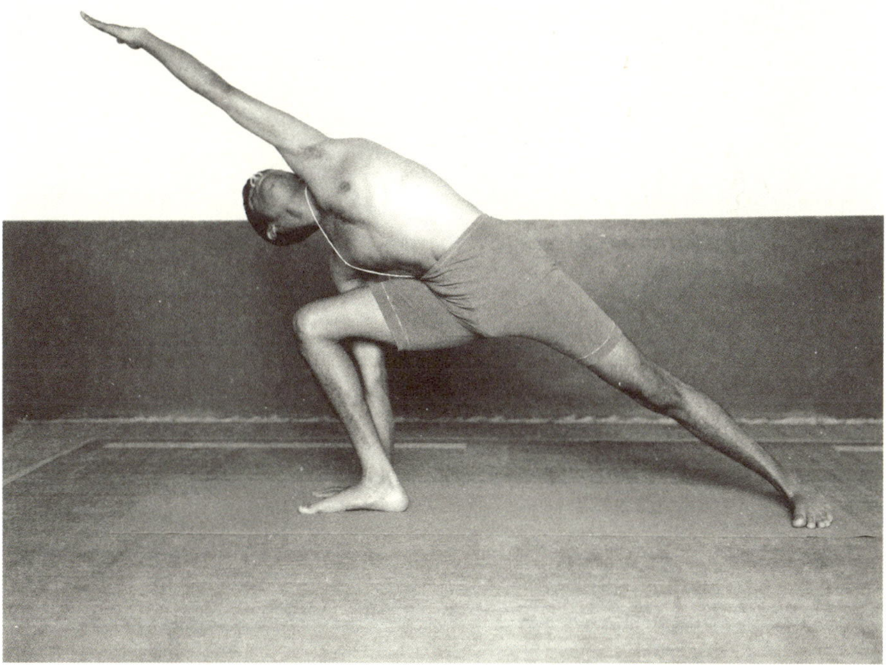

Benefícios

Utthita Parshvakonasana purifica as costelas e o baixo-ventre, dissolve a gordura ruim na cintura e solta mais os membros para que os *asanas* subsequentes sejam praticados com mais facilidade.

5. Prasarita Padottanasana (A)

Este *asana* de quatro partes tem cinco *vinyasas*; o 3º é o estado do *asana*. No 2º *vinyasa*, os aspirantes devem perceber que *rechaka* e *puraka* devem ser realizados.

Prasarita Padottanasana (A)

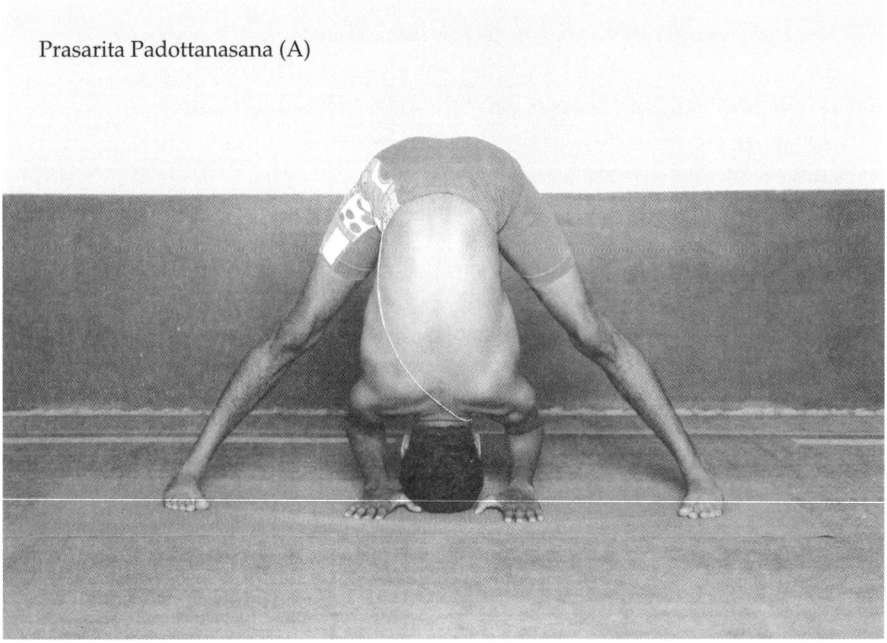

Método

Salte para a direita, fazendo *puraka* e abrindo as pernas a uma distância de até um metro e meio, assim como em *Utthita Parshvakonasana*, então posicione as mãos na cintura; esse é o 1º *vinyasa*. Depois, fazendo *rechaka*, pressione as mãos no chão com as pontas dos dedos alinhadas com os dedões, mantendo a cabeça erguida e fazendo *puraka* lentamente; esse é o 2º *vinyasa*. Em seguida, fazendo *rechaka*, encoste a cabeça no chão entre as mãos, mantendo as pernas retas e firmes, e permaneça nessa posição com o quadril erguido, fazendo *puraka* e *rechaka* o máximo possível; esse é o 3º *vinyasa*, e durante ele o abdômen deve ser contraído corretamente, usando apenas o *uddiyana bandha* ou trava do abdômen, e relaxando levemente o *mula bandha* ou trava anal (ver imagem na página 78). Depois, fazendo *puraka*, erga a cabeça, mantenha-a assim e faça *rechaka*; esse é o 4º *vinyasa*. Em seguida, fazendo *puraka*, erga as mãos, posicione-as na cintura e volte para a posição do 1º *vinyasa*; esse é o 5º *vinyasa*. Depois, volte para *Samasthiti*.

Prasarita Padottanasana (B)

Esta é a segunda parte de *Prasarita Padottanasana*. O *rechaka* e o *puraka* devem ser realizados como descrito na prática anterior.

Prasarita Padottanasana (B)

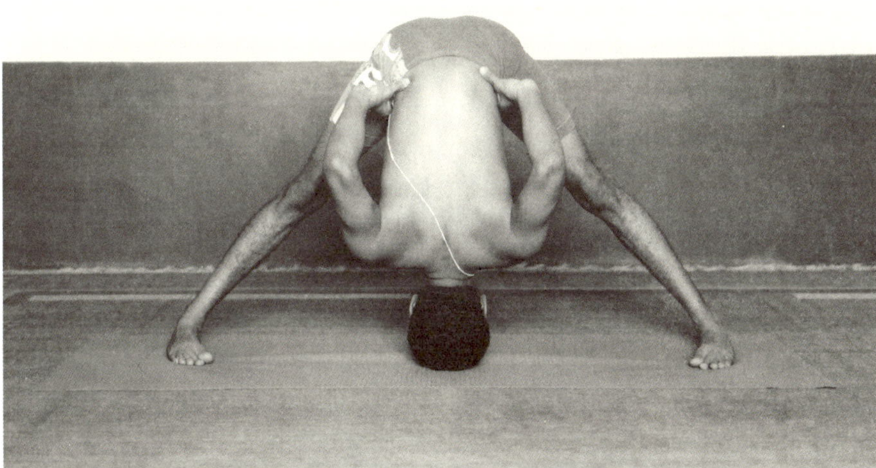

Método

Fazendo *puraka*, fique em pé como em *Prasarita Padottanasana* (A), abra os braços para as laterais na altura do peito, deixe-os retos como em *Trikonasana* e permaneça assim; esse é o 1º *vinyasa*.

Depois, fazendo *rechaka*, posicione as mãos na cintura; esse é o 2º *vinyasa*. Em seguida, depois de fazer *puraka* e *rechaka*, encoste a cabeça no chão lentamente, usando a força da cintura e das pernas, e faça *puraka* e *rechaka* o máximo possível; esse é o 3º *vinyasa*. Em seguida, sem posicionar as mãos no chão e fazendo *puraka*, erga a cabeça usando apenas a força da cintura e das pernas e levante o torso com a postura ereta; esse é o 4º *vinyasa*. Após fazer *rechaka* e depois *puraka*, estenda os braços na altura do peito, como descrito no 1º *vinyasa*, e permaneça; esse é o 5º *vinyasa*. (Os aspirantes devem perceber que, em cada parte de *Prasarita Padottanasana*, *rechaka* e *puraka* ocorrem nos mesmos *vinyasas*.)

Prasarita Padottanasana (C)

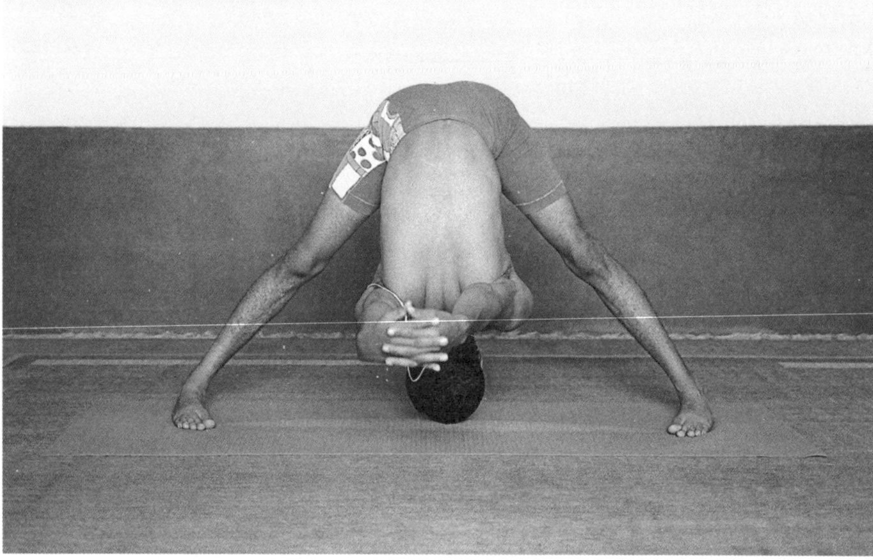

Prasarita Padottanasana (C)

Método

Posicione as mãos na cintura e fique parado, fazendo *puraka* como em (A) e (B); esse é o 1º *vinyasa*. Depois, fazendo *rechaka*, entrelace os dedos atrás das suas costas, encha o peito e permaneça; esse é o 2º *vinyasa*. Então, fazendo *puraka* e depois *rechaka*, encoste lentamente a cabeça no chão, estendendo e contraindo os braços e as pernas, e faça *puraka* e *rechaka* o máximo possível; esse é o 3º *vinyasa*. Depois, fazendo *puraka* e sem desentrelaçar as mãos, erga a cabeça usando apenas a força da cintura; esse é o 4º *vinyasa*. Após fazer *rechaka* e depois *puraka*, desentrelace as mãos atrás das costas e as posicione na cintura; esse é o 5º *vinyasa*. Volte para *Samasthiti*.

Prasarita Padottanasana (D)

Prasarita Padottanasana (D)

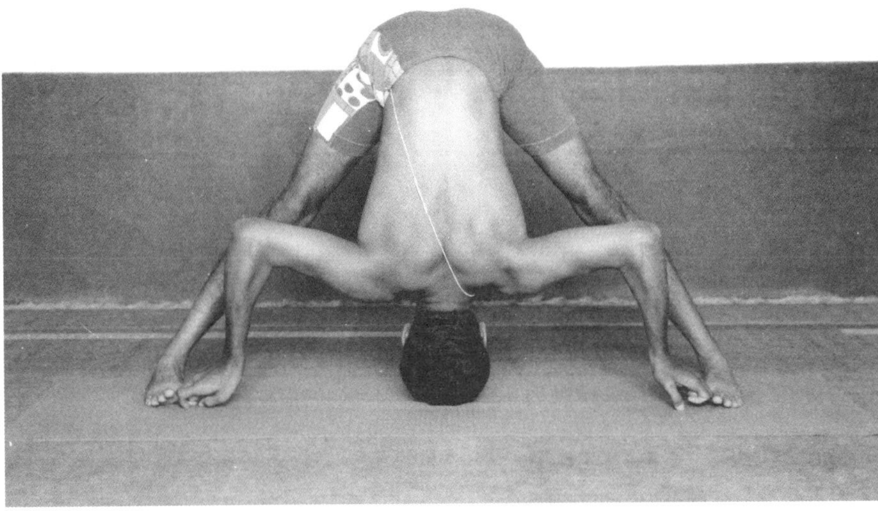

Método

Fique em pé com as pernas abertas assim como em *Prasarita Padottanasana* (A) e, fazendo *puraka*, posicione as mãos na cintura; esse é o 1º *vinyasa*. Depois, enquanto faz *rechaka*, segure os dedões e erga a cabeça, mantendo os braços e a coluna retos; esse é o 2º *vinyasa*. Em seguida, fazendo *puraka* e depois *rechaka*, encoste o centro da cabeça no chão alinhado com os pés, mantendo as pernas retas e encolhendo o baixo-ventre, então respire profunda e completamente o máximo possível; esse é o 3º *vinyasa*. Depois, fazendo *puraka*, erga completamente a cabeça e permaneça nessa posição, fazendo *rechaka*; esse é o 4º *vinyasa*. Fazendo *puraka*, erga as mãos, posicione-as na cintura e volte para a posição do 1º *vinyasa*; esse é o 5º *vinyasa*. Em seguida, volte para *Samasthiti*.

Benefícios

Enquanto as quatro partes de *Prasarita Padottanasana* são praticadas, é preciso prestar muita atenção no estômago e no canal anal. É melhor aprender o método correto com um guru. Se isso for feito, o canal anal se purificará, a gordura ruim do baixo-ventre se dissolverá, a cintura se tornará fina e forte, e o corpo ficará leve e bonito. Este *asana* também cura prisão de ventre e purifica a parte superior da coluna vertebral e a cintura.

6. Parshvottanasana

Parshvottanasana tem apenas cinco *vinyasas*; o 2º e o 4º são os estados do *asana*. O *rechaka* e o *puraka* são os mesmos de *Trikonasana*.

Método

Salte para a direita, ficando com as pernas a uma distância de 90 cm uma da outra, assim como em *Trikonasana*. Una as mãos atrás das costas numa posição de prece e, fazendo *puraka*, vire o pé direito e a cintura para a direita e erga o peito; esse é o 1º *vinyasa*. Depois, fazendo *rechaka* lentamente, encoste o queixo no joelho sem dobrar os joelhos e permaneça na posição fazendo *puraka* e *rechaka* o máximo possível; esse é o 2º *vinyasa* (ver imagem na página 83). Em seguida, fazendo *puraka*, erga a cabeça e vire para a esquerda, seguindo o método do 1º *vinyasa*; esse é o 3º *vinyasa*.

Depois, fazendo *rechaka*, encoste o nariz no joelho e permaneça assim, fazendo *puraka* e *rechaka* o máximo possível; esse é o 4º *vinyasa*. Então, inspire, erga a cabeça e o peito usando a força da cintura, voltando a ficar em pé com a postura ereta; esse é o 5º *vinyasa*. Depois, volte para *Samasthiti*.

Benefícios

Assim como *Prasarita Padottanasana*, *Parshvottanasana* elimina a gordura ruim da cintura, deixando o baixo-ventre fino, a cintura forte e o corpo leve.

Parshvottanasana

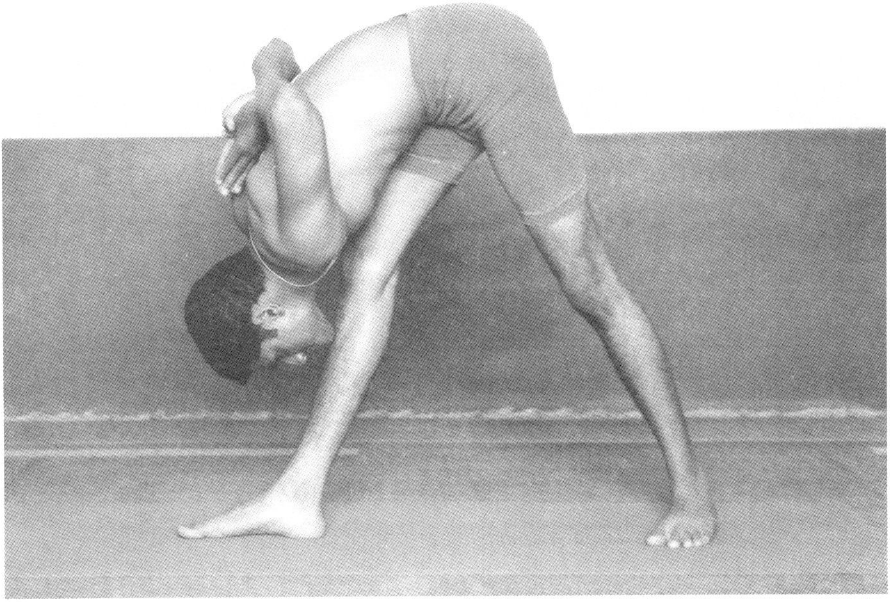

Em suma, todos os *asanas* descritos aqui soltam mais os membros do corpo, ajudando no movimento e tornando a prática dos *asanas* subsequentes mais fácil. Eles podem ser feitos por homens e mulheres de todas as idades. Para pessoas que sofrem de dor reumática ou nas articulações, o primeiro e o segundo *Surya Namaskara* e os primeiros seis *asanas* são especialmente importantes. Quando realizados corretamente com *rechaka* e *puraka*, eliminam a dor nas articulações e ajudam o corpo a ficar mais leve e saudável. No entanto, é muito importante que aqueles que estão fracos ou doentes se lembrem dos detalhes dos *vinyasas* descritos aqui durante a prática. Como é algo muito difícil de transmitir para os aspirantes, por mais que o método correto dos *asanas* seja descrito, é melhor aprender primeiro com um guru e depois praticá-los.

7. Utthita Hasta Padangushtasana

Existem catorze *vinyasas* neste *asana*. O 2º, o 4º, o 7º, o 9º, o 11º e o 14º são os estados do *asana*.

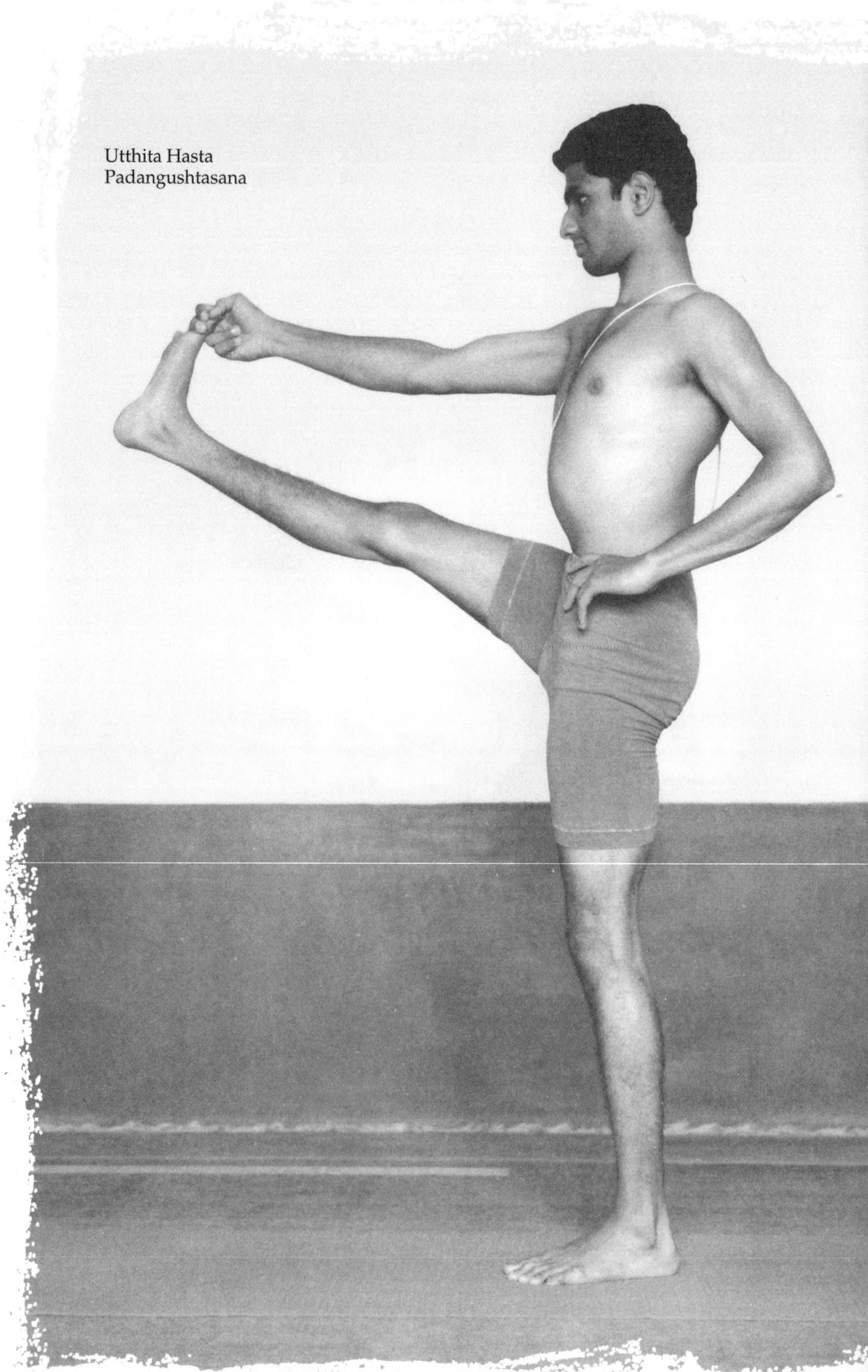

Utthita Hasta
Padangushtasana

Método

Primeiro, una as pernas, deixe os braços nas laterais do corpo e permaneça em pé numa postura ereta. Depois, fazendo *puraka*, posicione a mão esquerda na cintura, estenda o braço direito, erga a perna direita, segure o dedão com a mão direita e endireite os joelhos, o peito e a cintura (ver imagem na página 84); esse é o 1º *vinyasa*. Mantendo essa postura e fazendo *rechaka*, encoste o nariz no joelho que está erguido e permaneça assim, fazendo *puraka* e *rechaka* o máximo possível; esse é o 2º *vinyasa*.

Depois, fazendo *puraka* lentamente, erga a cabeça, alinhe o peito e a cintura e fique parado como mostra a imagem do 1º *vinyasa*; esse é o 3º *vinyasa*. Em seguida, fazendo *rechaka*, leve a perna direita para a direita, mantenha o braço, a perna, a cintura e o peito retos e olhe para a esquerda, respirando profunda e completamente o máximo possível; esse é o 4º *vinyasa*. Então, fazendo *puraka*, leve a perna de volta para o centro, como no 1º *vinyasa*; esse é o 5º *vinyasa*. Depois, fazendo *rechaka* e mantendo a perna erguida, encoste o nariz no joelho direito; esse é o 6º *vinyasa*. A seguir, fazendo *puraka*, erga a cabeça, endireite o peito e a cintura e eleve o torso, mantendo as mãos na cintura e a perna direita erguida, estendida e reta, enquanto respira profunda e completamente o máximo possível; esse é o 7º *vinyasa*. Então, fazendo *rechaka*, leve a perna direita para o chão. Repita o que foi descrito para a perna esquerda.

Benefícios

Utthita Hasta Padangushtasana deixa as articulações dos quadris mais soltas, desfaz defeitos nos testículos e no órgão sexual masculino e purifica e fortalece a coluna vertebral, a cintura, os quadris e o baixo-ventre. Além disso, também elimina prisão de ventre.

8. Ardha Baddha Padmottanasana

Este *asana* tem nove *vinyasas*, sendo que o 1º, o 2º, o 6º e o 7º são os estados do *asana* (ver imagem do 2º *vinyasa* na página 87). Um *sadhaka*, ou aspirante espiritual, deve praticá-lo sob a cuidadosa orientação de um guru.

Método

Primeiro, fique em pé com a postura ereta. Em seguida, fazendo *puraka*, posicione o pé direito sobre a coxa esquerda, pressionando o calcanhar no baixo-ventre. Passe o braço direito pelas costas, segure o dedão direito com a mão direita e posicione a mão esquerda na cintura; esse é o 1º *vinyasa*. Em seguida, após fazer *rechaka* lentamente, flexione o corpo para a frente, pressione a mão esquerda no chão próximo à lateral do pé esquerdo, estenda o joelho e encoste o nariz nele, fazendo *puraka* e *rechaka* lentamente, o máximo possível; esse é o 2º *vinyasa*. Depois, fazendo *puraka*, erga apenas a cabeça; esse é o 3º *vinyasa*. Em seguida, fazendo *rechaka* e depois *puraka*, endireite a postura de novo e posicione a mão esquerda na cintura; esse é o 4º *vinyasa*. Então, fazendo *rechaka*, solte a perna direita, que está na forma de *Padmasana*, e a estenda; esse é o 5º *vinyasa*. Em seguida, posicione o pé esquerdo sobre a coxa direita, leve o braço esquerdo para trás das costas, segure o dedão do pé esquerdo com a mão esquerda, assim como foi descrito para o lado direito, posicione a mão direita na cintura e permaneça assim, fazendo *puraka*; esse é o 6º *vinyasa*. Depois, assim como para o 2º *vinyasa* e fazendo *rechaka*, faça uma flexão para a frente, posicione a mão direita no chão perto da perna direita, que está estendida, e encoste o nariz no joelho, fazendo *puraka* e *rechaka* o máximo possível; esse é o 7º *vinyasa*. Então, fazendo *puraka*, erga apenas a cabeça; esse é o 8º *vinyasa*. Em seguida, fazendo *rechaka* e depois *puraka*, posicione a mão direita na cintura e endireite a postura; esse é o 9º *vinyasa*. (Aspirantes devem perceber que *asanas* como este, que envolvem as duas pernas, devem ser praticados tanto com a perna esquerda quanto com a direita.)

Benefícios

O reto, o esôfago e o fígado são purificados com este *asana*. Ele também impede que se formem gases no estômago, previne diarreia e suprime os gases causados por alimentos inadequados. Caso os gases se formem, o *asana* impede seus efeitos. *Ardha Baddha Padmottanasana* pode ser praticado por qualquer pessoa, inclusive mulheres de todas as idades, exceto grávidas a partir do quarto mês de gestação.

Ardha Baddha
Padmottanasana

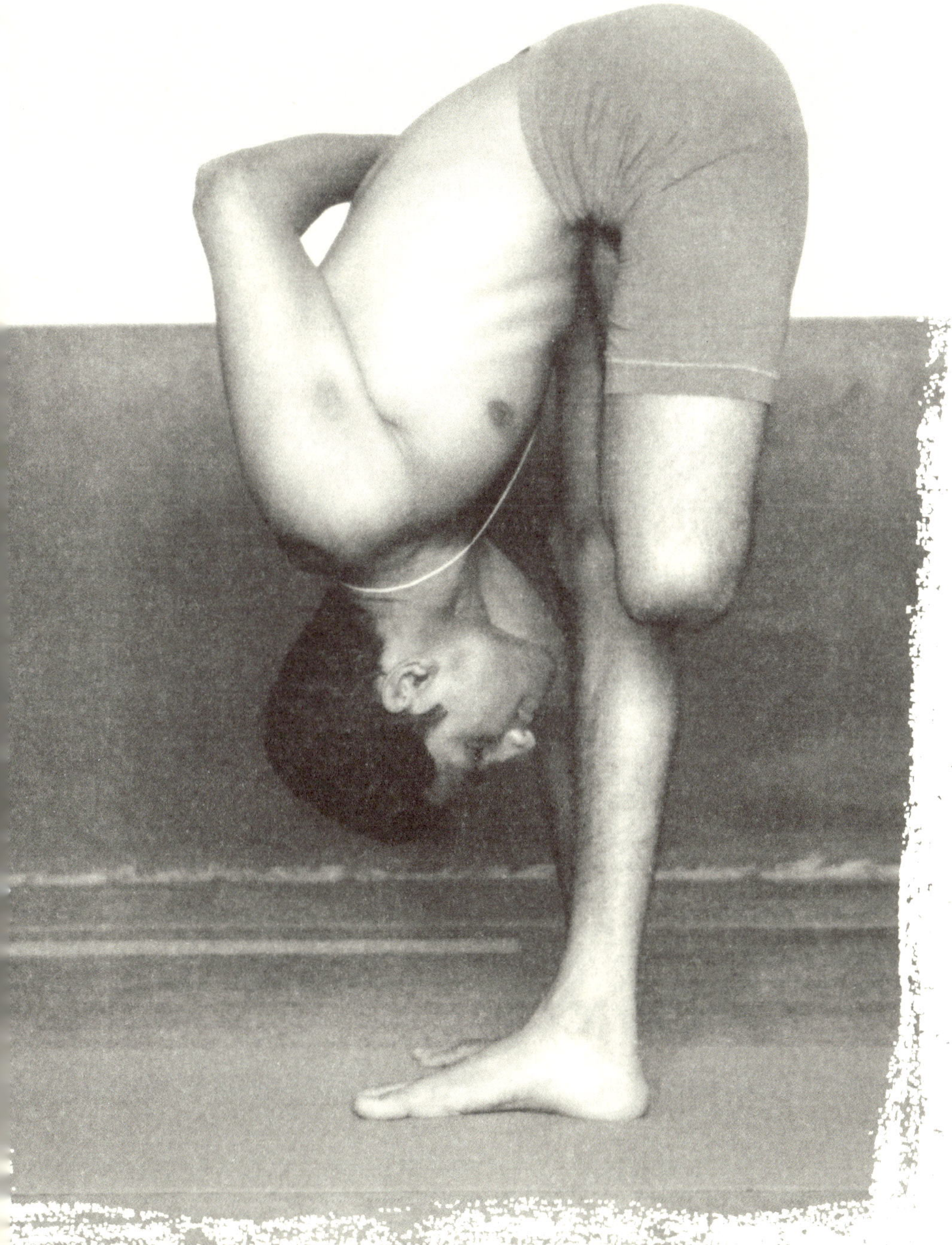

Haverá diferenças na estabilidade do *rechaka* e do *puraka* do aspirante durante a prática dos *asanas* descritos anteriormente. Se ele concentra a mente apenas na respiração, o estado do *asana* é prejudicado. Se, por outro lado, ele se concentra apenas no estado do *asana*, o *rechaka* e o *puraka* são prejudicados. Por isso, é necessário salientar enfaticamente que esses *asanas* devem ser aprendidos com a orientação de um guru.

9. Utkatasana

Existem treze *vinyasas* em *Utkatasana*; o 7º *vinyasa* é o estado dele. Para este *asana*, é importante saber o método de *vinyasa* descrito para o primeiro *Surya Namaskara*.

Método

A princípio, comece com os seis *vinyasas* iniciais do primeiro *Surya Namaskara*. Depois do 6º *vinyasa* e de fazer *puraka*, entre com um salto no 1º *vinyasa* do segundo *Surya Namaskara* e faça *rechaka* e *puraka* o máximo possível; esse é o 7º *vinyasa*. (O *rechaka* e o *puraka* dos primeiros seis *vinyasas* devem ser feitos como no primeiro *Surya Namaskara*.) Então, fazendo *rechaka* e *puraka*, pressione as mãos no chão ao lado dos pés, transfira todo o peso do corpo para as mãos e o erga do chão; esse é o 8º *vinyasa*. A seguir, fazendo *rechaka*, jogue o corpo para trás com a força dos braços e se mantenha nessa posição, como no 4º *vinyasa* do primeiro *Surya Namaskara*; esse é o 9º *vinyasa*. Depois, fazendo *puraka*, realize o 5º *vinyasa* do *Surya Namaskara*; esse é o 10º *vinyasa*. Fazendo *rechaka*, realize o 6º *vinyasa* do *Surya Namaskara*; esse é o 11º *vinyasa*. E, fazendo *puraka*, realize o 3º *vinyasa* do *Surya Namaskara*; esse é o 12º *vinyasa*. Em seguida, realize o 2º *vinyasa* do *Surya Namaskara*; esse é o 13º *vinyasa*. Então, volte para *Samasthiti*.

Benefícios

Utkatasana aumenta a força da cintura, que se torna mais fina, e deixa o corpo leve. Também previne dores associadas à coluna vertebral.

Agora os métodos de *vinyasa* dos primeiros nove *asanas* foram descritos. O *vinyasa* dos *asanas* seguintes começa da mesma forma que os seis primeiros *vinyasas* do primeiro *Surya Namaskara*. Então, a partir do 7º *vinyasa*, os *vinyasas* recomendados para cada *asana* diferem, assim como o *rechaka* e o *puraka*. Tentarei descrever as diferenças o máximo possível quando ocorrerem.

Mais uma vez, nenhum *asana* deve ser realizado sem se seguir o método de *vinyasa* correto. Se ele é ignorado, pode ser que os órgãos do corpo não se desenvolvam, a gordura pode não ser reduzida e o corpo pode adoecer. Além disso, alguns órgãos podem se fortalecer enquanto outros se enfraquecem, ou um órgão que deveria se fortalecer pode terminar se enfraquecendo. Também, se não há estabilidade nos movimentos de *rechaka* e *puraka*, é possível afetar o equilíbrio do coração, enfraquecendo-o. Quando isso acontece, os *nadis* são prejudicados, e, se isso ocorre, todas as partes do corpo se enfraquecem. Então, os *asanas* e outras coisas similares (*puraka*, *rechaka* etc.) devem ser praticados com base nos métodos de *vinyasa*, que são ensinados da melhor maneira por gurus que têm experiência com *yoga shastra*. Considero um importante dever advertir os leitores e aspirantes para que não tentem aprender esses métodos por meio de livros e fotos ou por intermédio de falsos iogues.

A partir de agora, não abordaremos profundamente os métodos de *vinyasa*. Em vez disso, serão descritos apenas o estado do *asana*, o *vinyasa* e seus benefícios. Porém, caso algo especial deva ser mencionado, eu descreverei.

10. Virabhadrasana

Existem dezesseis *vinyasas* neste *asana*, e o 7º, o 8º, o 9º e o 10º são os estados do *asana*. Nos estados de *Utkatasana* e *Virabhadrasana*, não é necessário fazer *rechaka* e *puraka* mais que cinco vezes.

No entanto, os aspirantes não devem se esquecer de fazer *rechaka* e *puraka* enquanto realizam os *vinyasas*. Além disso, durante o estado do *asana*, é sempre importante que o corpo seja mantido firme e estável.

Método

Comece este *asana* como o primeiro *Surya Namaskara* e continue até o fim do 6º *vinyasa*. Em seguida, pare como no 7º *vinyasa* do

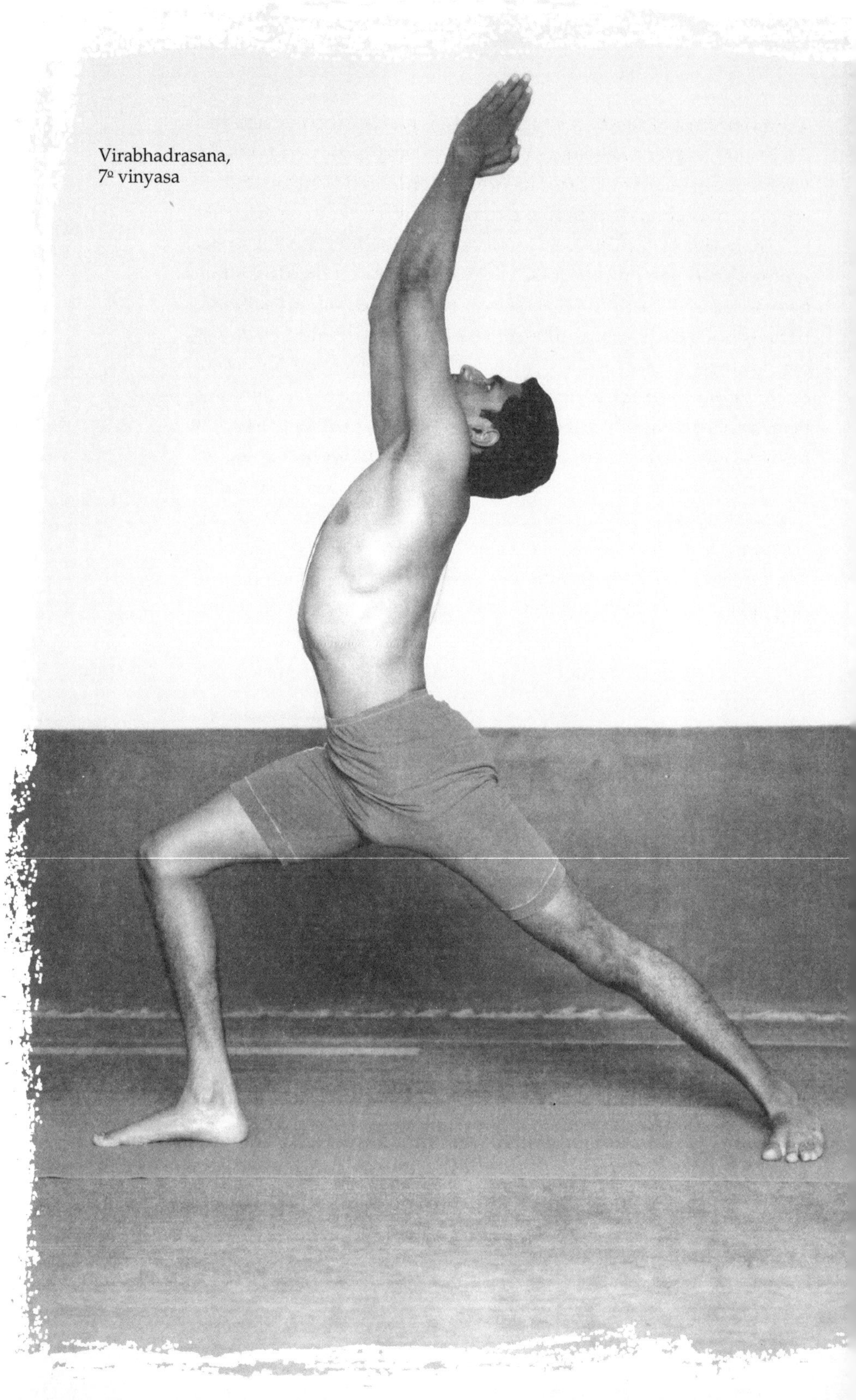

Virabhadrasana,
7º vinyasa

segundo *Surya Namaskara* e faça *rechaka* e *puraka* cinco vezes; esse é o 7º *vinyasa* (ver imagem na página 90). Depois, fazendo *rechaka*, vire para a esquerda, dobre o joelho esquerdo mantendo os braços erguidos por cima da cabeça e as palmas unidas, com o peito voltado para cima, e faça *puraka* e *rechaka* cinco vezes; esse é o 8º *vinyasa*. Então, mantendo as pernas na mesma posição e fazendo *puraka*, leve os braços até a altura dos ombros e permaneça assim, olhando para as pontas dos dedos da mão esquerda e mantendo os braços estendidos e firmes; esse é o 9º *vinyasa*. A seguir, fazendo *rechaka* e sem dobrar os braços, vire para a direita, dobre o joelho direito e permaneça assim, olhando para as pontas dos dedos da mão direita, de modo concentrado; esse é o 10º *vinyasa*. Em seguida, posicione as mãos no chão, nas laterais do pé direito, e, sem encostar as pernas no chão, erga a perna direita dobrada e a esquerda apenas com a força das mãos; esse é o 11º *vinyasa*. Depois, os *vinyasas* 12º, 13º, 14º, 15º e 16º devem ser feitos como os *vinyasas* 4º, 5º, 6º, 3º e 2º do primeiro *Surya Namaskara*. (Ver imagens dos vinyasas 9º e 10º.)

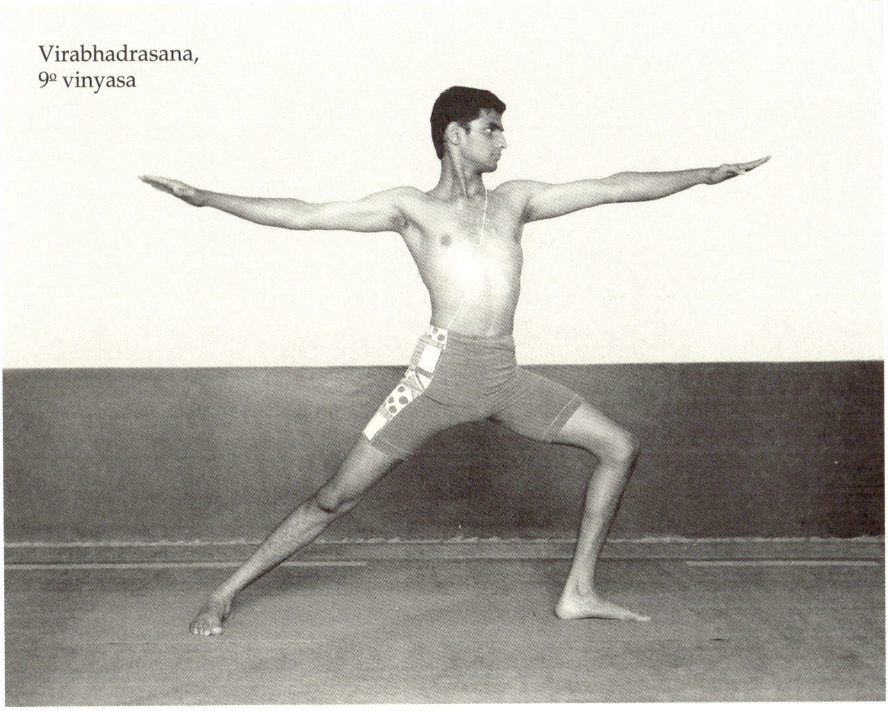

Virabhadrasana,
9º vinyasa

Mais uma vez, é melhor aprender os *vinyasas* de todos os *asanas*, bem como seus estados e a série de *rechaka* e *puraka*, com a orientação de um guru, pois é muito difícil entendê-los apenas com base nas descrições feitas aqui.

Virabhadrasana, 10º vinyasa

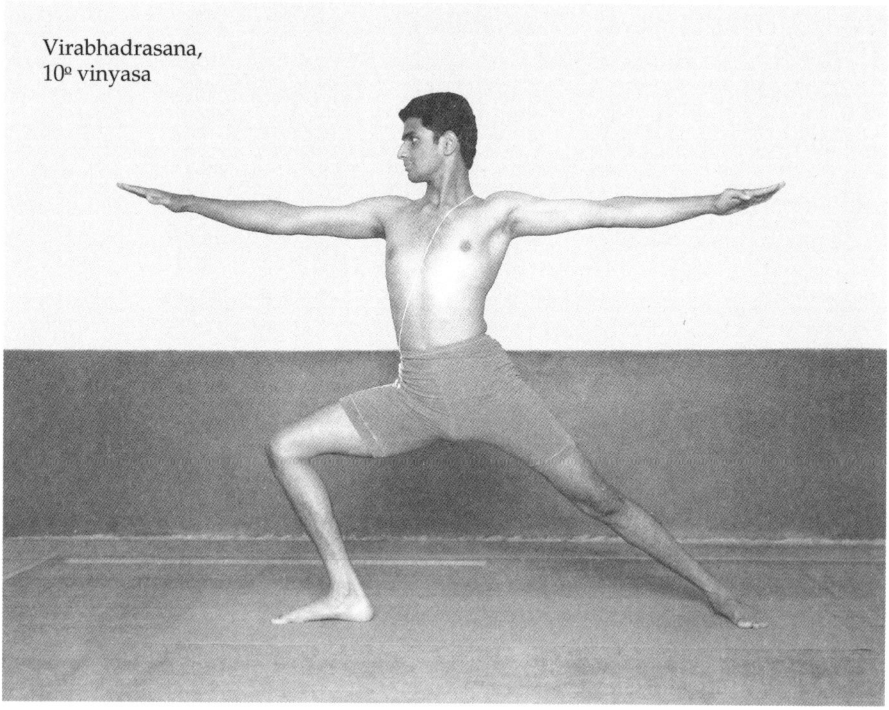

Benefícios

Com *Virabhadrasana*, todas as articulações do corpo, o baixo-ventre, a coluna vertebral e o órgão sexual se purificam. Além disso, este *asana* elimina dores relacionadas ao joelho e dores que surgem quando a pessoa passa o dia inteiro sentada ou em pé no trabalho.

11. Paschimattanasana

Este *asana* tem dezesseis *vinyasas*. O 9º *vinyasa* é o seu estado (ver imagens).

Método

Para começar, faça o primeiro *Surya Namaskara* até o 6º *vinyasa*. Depois, fazendo *puraka* e com apenas a força dos braços, salte passando as pernas por entre as mãos, sem permitir que elas encostem no chão, e as estenda. Em seguida, pressione as mãos no chão nas laterais dos quadris, endireite o peito e a cintura, abaixe um pouco a cabeça, contraia o ânus com firmeza, erga o baixo-ventre e permaneça assim; depois, sente com a postura ereta e faça *rechaka* e *puraka* o máximo possível; esse é o 7º *vinyasa*. Em seguida, fazendo *rechaka*, alcance e segure as partes superiores dos seus pés; esse é o 8º *vinyasa* (à medida que sua prática se tornar mais sólida, você conseguirá entrelaçar suas mãos atrás dos pés). Depois, fazendo *puraka* lentamente e, em seguida, *rechaka*, estenda as duas pernas e posicione a cabeça entre os joelhos; esse é o 9º *vinyasa* e o estado do *asana*. Durante esse estado, faça *puraka* e *rechaka* lenta e profundamente, o máximo possível. Em seguida, fazendo *puraka* lentamente, erga apenas a cabeça; esse é o 10º *vinyasa*. Então, fazendo *rechaka* e depois *puraka*, solte os pés, pressione as mãos no chão, dobre as pernas e erga o corpo inteiro do chão com apenas a força dos seus braços; esse é o 11º *vinyasa*. Os *vinyasas* restantes são iguais aos do *Surya Namaskara*.

Há três tipos de *Paschimattanasana*: segurando os dedões e encostando o nariz nos joelhos; segurando as laterais dos pés e encostando o nariz nos joelhos; e colocando a mão ao redor do pulso atrás dos pés e encostando o queixo no joelho. Todos os três tipos devem ser praticados, pois cada um deles é muito útil.

Benefícios

A prática deste *asana* ajuda no emagrecimento da região do abdômen, pelo fato de dissolver sua gordura. Também aumenta *jathara agni* [o fogo da fome], ajuda na digestão dos alimentos e fortalece os órgãos do sistema digestório (*jir-nanga kosha*). Além disso, cura fraquezas nas mãos e pernas causadas por perda de apetite e fogo digestivo baixo, preguiça e tonturas causadas por alterações no fígado e problemas de gases no estômago.

É válido observar que, neste *asana*, é preciso retrair, ou apertar, e contrair firmemente o ânus, bem como contrair o baixo-ventre e retraí-lo, concentrando-se nos *nadis* relacionados ao *kanda*, o plexo nervoso em formato de ovo da região anal. Como não há nenhum lugar para onde possa ir o *apana vayu* [*prana*, ou energia, de fluxo descendente], que circula no ânus, ele se move para cima e se une ao *prana vayu* [*prana* de movimento ascendente]. Quando isso acontece, o aspirante não precisa temer a velhice nem a morte, pois Svatmarama Yogendra, autor de *Gheranda Samhita*, e o sábio Vamana nos contam suas experiências:

> *Iti Paschimattanam asanagyam Pavanam paschimavahinam karoti*
> *Udayam jatharanalasya kuryadudare karshyamarogatam cha pumsam.*
> [Esta postura excelente, *Paschimattanasana*, faz o alento vital correr para trás do corpo, estimula o fogo gástrico, reduz a obesidade e remove todas as doenças humanas.]
>
> — HATHA YOGA PRADIPIKA, 1.31[7]

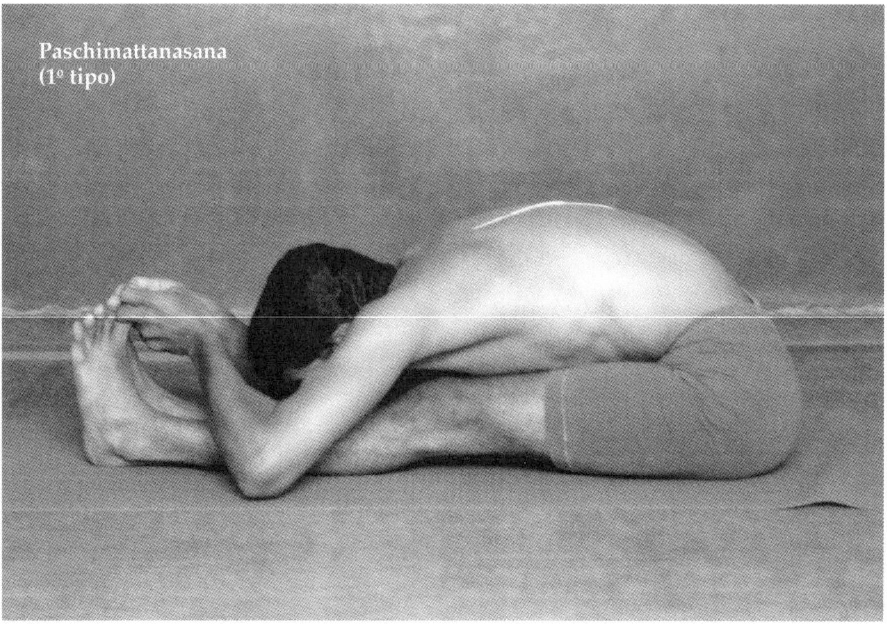

7. Svamin Svatmarama, *Hatha Yoga Pradipika*. Trad. Roberto Martins. São Paulo, Mantra, 2017, verso 1.31. (N.T.)

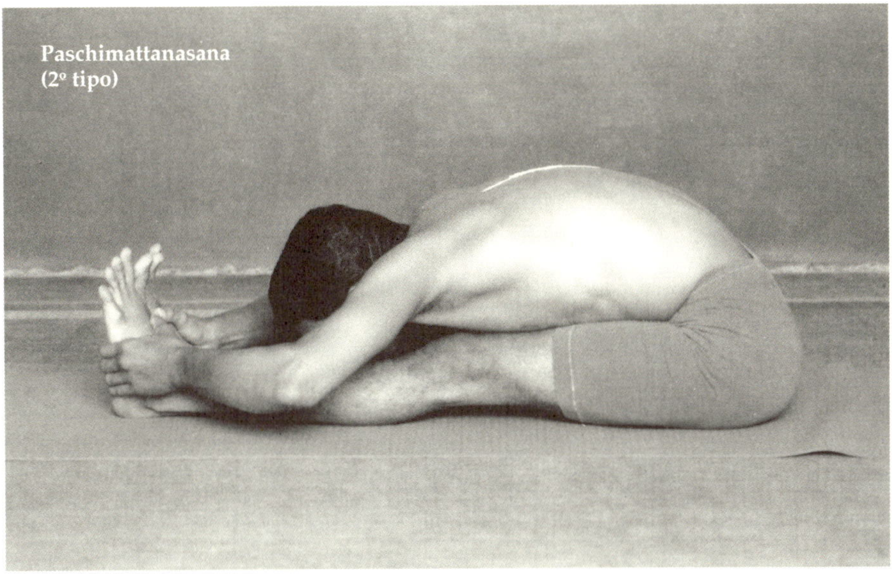

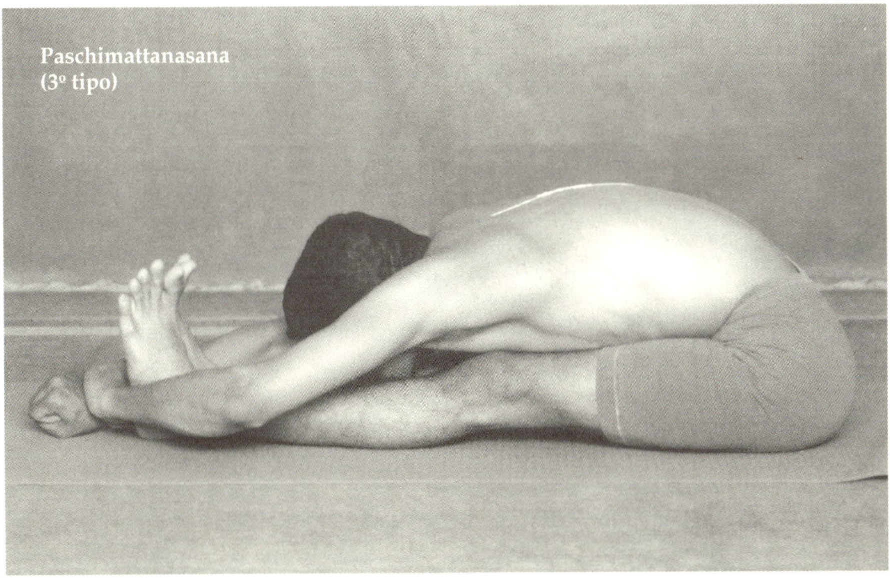

12. Purvatanasana

Purvatanasana representa o oposto de *Paschimattanasana*. São quinze *vinyasas*, e o 8º é o estado do *asana*.

Método

Para começar, siga o método de *Paschimattanasana* até o 7º *vinyasa*. Em seguida, posicione as mãos no chão, cerca de 30 cm atrás da cintura, tire totalmente as pernas e o torso do chão fazendo *puraka*, pressione as solas dos pés firmemente no chão, abaixe a cabeça para trás, deixando o corpo firme, e permaneça assim, fazendo lentamente *rechaka* e *puraka*; esse é o 8º *vinyasa* (ver imagem nesta página). Depois, fazendo *rechaka* lentamente, volte para o estado do 7º *vinyasa* e se sente; esse é o 9º *vinyasa*. Os *vinyasas* que completam este *asana* são iguais aos de *Paschimattanasana*.

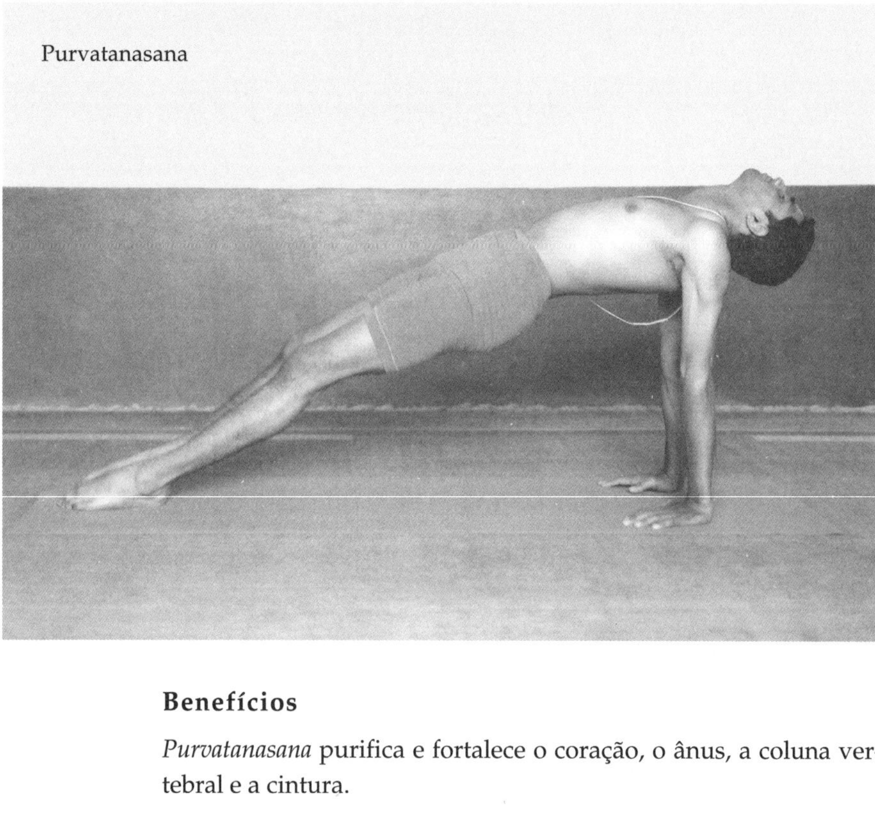

Purvatanasana

Benefícios

Purvatanasana purifica e fortalece o coração, o ânus, a coluna vertebral e a cintura.

Os aspirantes devem notar que, imediatamente após a realização de um *asana* envolvendo uma flexão do corpo para a frente, é necessário realizar um *asana* contrário (ou seja, um que flexione o corpo para trás). Da mesma maneira, os *asanas* em que o corpo se flexiona para trás devem ser imediatamente seguidos de *asanas* em que o corpo se flexiona para a frente. Assim, qualquer dor na cintura resultante, por exemplo, de *Paschimattanasana* desaparecerá.

13. Ardha Baddha Padma Paschimattanasana

Existem vinte e dois *vinyasas* neste *asana*, e o 8º e o 15º constituem seus estados.

Método

Para começar, faça os primeiros seis *vinyasas* do primeiro *Surya Namaskara*. Em seguida, sente-se como no 7º *vinyasa* de *Paschimattanasana*, estenda a perna direita, posicione a perna direita sobre a coxa esquerda, pressionando o calcanhar direito no umbigo, leve o braço direito para trás e agarre o dedão do pé direito, segure o pé esquerdo com a mão esquerda, endireite a cabeça e o peito e faça *puraka* lentamente; esse é o 7º *vinyasa*. Depois, fazendo *rechaka* lentamente, posicione o queixo na perna esquerda estendida e faça *puraka* e *rechaka* o máximo possível; esse é o 8º *vinyasa*. Então, fazendo *puraka* lentamente, erga apenas a cabeça; isso constitui o 9º *vinyasa*. Em seguida, desdobrando as pernas e cruzando-as, como em *Paschimattanasana*, erga o corpo inteiro com a força dos braços; esse é o 10º *vinyasa*. Então, faça os *vinyasas* 11, 12 e 13, que são iguais aos 4, 5 e 6 de *Paschimattanasana*. Agora, volte para o 7º *vinyasa* do primeiro *Surya Namaskara*. Fazendo *puraka*, salte passando as pernas por entre os braços somente com a força das mãos, estenda a perna direita, posicione a perna esquerda na coxa direita, agarre o dedão esquerdo com a mão esquerda por trás, segure o pé direito com a mão direita, endireite a cabeça e o peito; esse é o 14º *vinyasa*. Depois, fazendo *rechaka*, posicione o queixo no joelho direito, que está estendido, e faça *puraka* e *rechaka* lentamente, o máximo possível; esse é o 15º *vinyasa*. Então, fazendo *puraka*, erga apenas a cabeça; esse é o 16º *vinyasa*. Em seguida, desdobre e cruze as pernas, erga o corpo inteiro com as mãos, fazendo *puraka*, e permaneça nessa posição; esse é o 17º *vinyasa*. Depois, para os próximos cinco *vinyasas* (18 a 22), faça o mesmo que em *Paschimattanasana*.

Benefícios

A prática deste *asana* alivia o aumento do fígado e do baço. Ele também cura distensão abdominal causada por alimentos e atividades prejudiciais; danos a tecidos causados por excesso de *vata*; e fraqueza causada pela incapacidade de ingerir alimentos.[8] A prisão de ventre também é curada, e o funcionamento do intestino fica mais fácil.

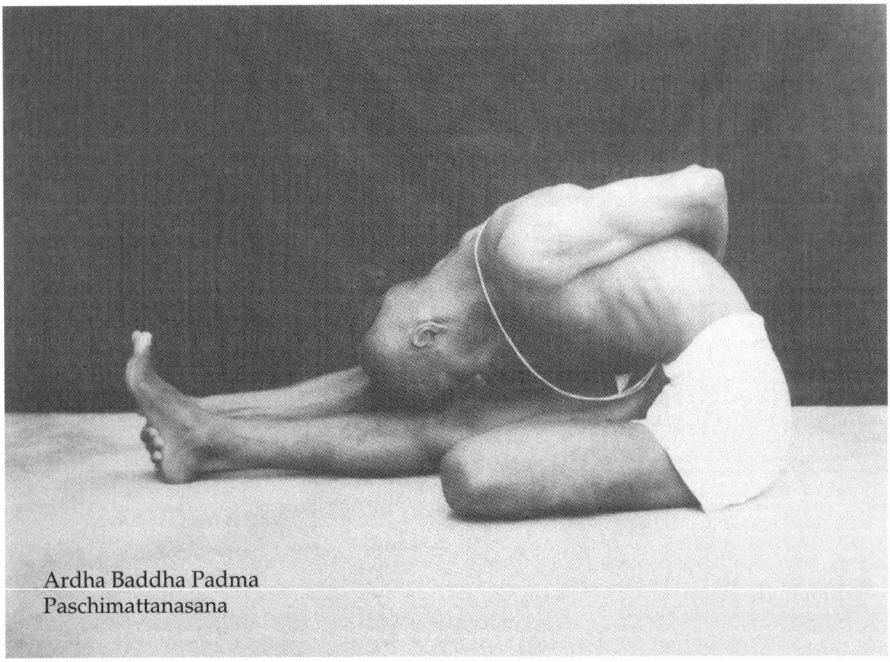

Ardha Baddha Padma Paschimattanasana

14. Tiriangmukhaikapada Paschimattanasana

Este *asana* tem 22 *vinyasas*, e o 8º e o 15º constituem o seu estado. Os métodos de *vinyasa* são iguais aos de *Ardha Baddha Padma Paschimattanasana*. De fato, o método de inspirar e expirar para cada *vinyasa* segue o mesmo padrão ao longo dos *asanas*.

8. *Vata* é um dos três *doshas* ou elementos funcionais responsáveis por cada atividade do corpo; é provocado por ações e alimentos. Quando os *doshas* estão equilibrados, o corpo está saudável; quando estão desequilibrados, o corpo adoece.

Método

Comece fazendo os primeiros seis *vinyasas* do primeiro *Surya Namaskara*. No 7º *vinyasa*, salte por entre os braços, sente da maneira descrita em *Paschimattanasana*, estenda a perna esquerda, dobre a direita, colocando o pé direito ao lado da coxa, deixe os joelhos juntos, segure com as duas mãos o pé esquerdo, que está perpendicular ao chão, erga a cabeça e o peito totalmente e faça *puraka*; isso constitui o 7º *vinyasa*. Depois, fazendo *rechaka* lentamente, posicione a testa na perna estendida e faça *puraka* e *rechaka* o máximo possível; esse é o 8º *vinyasa*. Em seguida, fazendo *puraka* lentamente, erga apenas a cabeça; esse é o 9º *vinyasa*. Depois, faça o 11º *vinyasa* descrito em *Paschimattanasana*; isso constitui o 10º *vinyasa*. Os próximos três *vinyasas*, o 11º, o 12º e o 13º, são iguais aos *vinyasas* 4, 5 e 6 do primeiro *Surya Namaskara*. Então, sentando-se novamente no 7º *vinyasa* de *Paschimattanasana*, estenda a perna direita, dobre a esquerda, como foi feito com a perna direita, segure o pé direito com as duas mãos e erga a cabeça e o peito, fazendo *puraka*; isso constitui o 14º *vinyasa*. Em seguida, fazendo *rechaka* lentamente, posicione a testa no joelho estendido e faça *puraka* e *rechaka* o máximo possível; esse é o 15º *vinyasa*. Depois, fazendo *puraka* lentamente, erga apenas a cabeça; esse é o 16º *vinyasa*. Em seguida, o 17º *vinyasa* é igual ao método do 10º *vinyasa*; o 18º *vinyasa* é igual ao do 4º; o 19º *vinyasa* é igual ao do 5º; o 20º é igual ao do 6º; o 21º é igual ao do 3º; e o 22º *vinyasa* é igual ao método do 2º *vinyasa* de *Paschimattanasana*.

Benefícios

Tiriangmukhaikapada Paschimattanasana cura vários males, como gordura corporal, retenção de água, coxas com inchaço desproporcional ao tamanho do corpo (elefantíase), hemorroidas e problemas no ciático. Também deixa o corpo simétrico. Porém, durante o estado deste *asana*, os aspirantes não devem se esquecer de fazer *rechaka* e *puraka* lentamente e o máximo possível.

Os aspirantes devem notar que, até o 6º *vinyasa* do primeiro *Surya Namaskara*, os *vinyasas* iniciais são iguais para todos os *asanas*. Além disso, todos os *asanas* terminam com *uth pluthi* [tirar o corpo do chão com a força dos braços] e um salto para trás, entrando no

4º *vinyasa* do *Surya Namaskara*, seguido pelos *vinyasas* 5º, 6º, 7º e 8º. Os aspirantes devem conhecer os métodos para fazer esses *vinyasas*, e também para fazer *rechaka* e *puraka*.

A partir deste momento, descreverei apenas os *vinyasas*, o estado e os benefícios de cada *asana*. Os leitores e os aspirantes devem aprendê-los por completo, e a melhor maneira de se fazer isso é com orientação de um guru. (Para ver o estado de um *asana*, consulte sua imagem.)

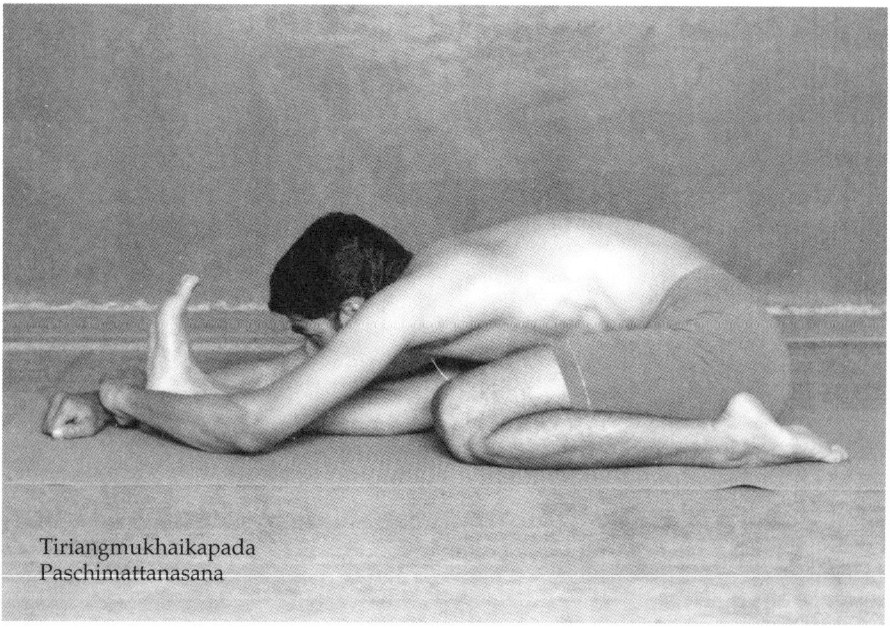

Tiriangmukhaikapada Paschimattanasana

15. Janu Shirshasana (A)

Existem três tipos de *Janu Shirshasana*, também chamado *Mahamudra* por alguns, e cada um deles tem 22 *vinyasas*. O 8º *vinyasa* e o 15º são o estado do *asana*. O método de *Janu Shirshana* para *rechaka* e *puraka* é igual ao dos *asanas* anteriores.

É necessário aprender com um guru os detalhes de todos os *asanas* sobre a respiração e os métodos de *vinyasa*, assim como a maneira de permanecer nos estados seguindo o método *vinyasa*. Independentemente das minhas descrições neste texto, sempre haverá alguma diferença na prática real. Para a conveniência do leitor e dos aspirantes, no entanto, tentei ser o mais descritivo possível.

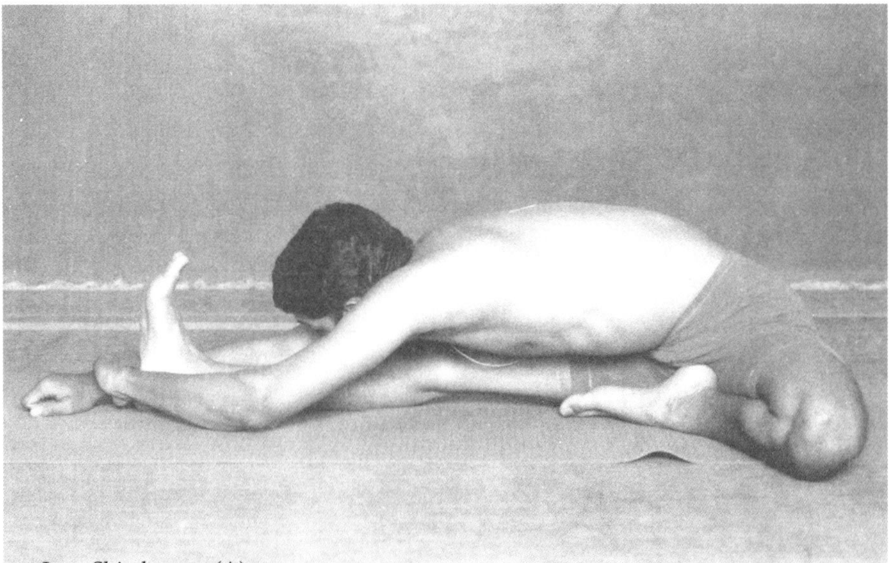

Janu Shirshasana (A)

Método

Para o 7º *vinyasa* deste *asana*, sente-se como em *Paschimattanasana*, estenda a perna esquerda, pressione a área entre o ânus e o órgão sexual com o calcanhar do pé direito, puxando o joelho direito para trás e formando um ângulo de 90 graus; flexione o corpo para a frente, segure o pé da perna estendida com as duas mãos, contraia o ânus e o baixo-ventre, endireite as costas, erga totalmente a cabeça e faça *puraka*. Em seguida, fazendo *rechaka* lentamente, posicione a testa ou o queixo no joelho da perna estendida e faça *rechaka* e *puraka* completamente, o máximo possível; esse é o 8º *vinyasa*. Depois, fazendo *puraka*, erga a cabeça lentamente; esse é o 9º *vinyasa*. Os *vinyasas* seguintes são iguais aos dos *asanas* anteriores. Este *asana* deve ser praticado tanto para o lado esquerdo como para o direito.

No estado de *Janu Shirshasana* (A), os aspirantes não devem se esquecer de fazer *rechaka* e *puraka* o mais profundamente possível.

Eu repito muito esse lembrete para que os corpos dos *sadhakas* se tornem fortes como diamantes com a prática do yoga. Assim, eles não devem se permitir sentir indiferença; é preciso se dedicar à prática com fé e reverência.

Janu Shirshasana (B)

Método

No 7º *vinyasa* deste *asana*, sente-se como em *Paschimattanasana*, estenda a perna esquerda, dobre o joelho direito para trás em um ângulo de 85 graus, acomode o ânus diretamente em cima do calcanhar direito, segure o pé esquerdo com as duas mãos, contraia o ânus e o baixo-ventre, endireite as costas, erga totalmente a cabeça e faça *puraka*. Em seguida, fazendo *rechaka* lentamente, encoste a testa ou o queixo no joelho da perna estendida e faça *puraka* e *rechaka* o máximo possível; esse é o 8º *vinyasa*. Depois, fazendo *puraka*, erga lentamente a cabeça; esse é o 9º *vinyasa*. Os próximos *vinyasas* são iguais aos dos *asanas* anteriores. O método descrito aqui deve ser praticado tanto para o lado esquerdo como para o direito.

Janu Shirshasana (B)

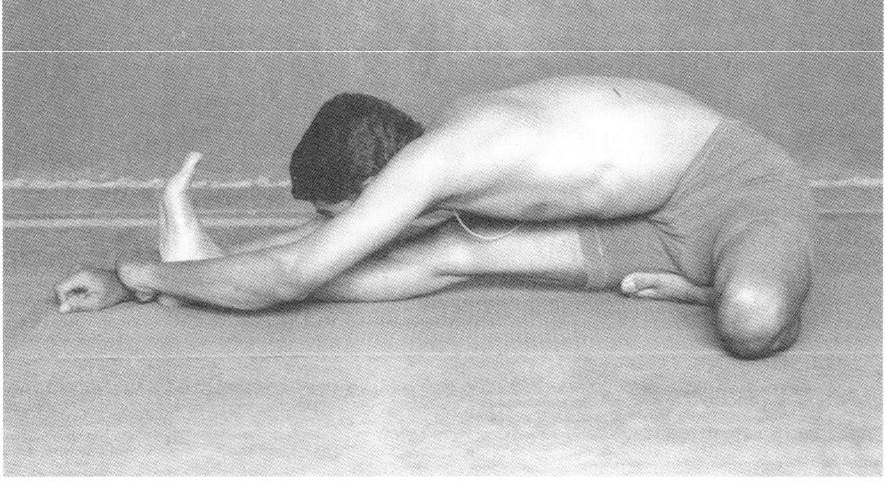

Janu Shirshasana (C)

Método

Para o 7º *vinyasa* deste *asana*, comece mais uma vez se sentando como em *Paschimattanasana*, estenda a perna esquerda, leve o pé direito para perto da virilha e o vire para que os dedos pressionem o chão e o calcanhar fique voltado para a direção do umbigo; pressione o joelho direito para a frente, formando um ângulo de 45 graus, segure o pé esquerdo com as duas mãos, endireite as costas e os braços, contraia o ânus e o baixo-ventre e faça *puraka*. Depois, fazendo *rechaka* e flexionando o torso para a frente, encoste a testa ou o queixo na perna estendida e pressione o calcanhar direito no umbigo, e faça *puraka* e *rechaka* o máximo possível; esse é o 8º *vinyasa* (ver imagem na página 104). Mais uma vez, fazendo *puraka*, erga a cabeça e estenda os braços; esse é o 9º *vinyasa*. Os *vinyasas* seguintes são iguais aos dos *asanas* anteriores.

Benefícios

Janu Shirshasana cura males como *muthra krcchra* [ardência ao urinar], *dhatu krcchra* [perda de sêmen] e diabete. Os fluidos secretados pelas glândulas digestivas — pâncreas, fígado e outros — são prejudicados por hábitos alimentares ruins, excesso de café, movimentos indiscriminados, visão de coisas ruins, hábitos de sono ruins, sexo em excesso, relações sexuais em horários errados e refeições em horários inadequados. Quando isso acontece, o fígado se enfraquece e o alimento não consegue ser digerido. A vitalidade resultante da transformação do alimento digerido é prejudicada, os tecidos se tornam aquosos, e a pessoa passa a perder sua força. À medida que vai enfraquecendo, sua urinação se torna difícil de ser controlada, e a pessoa começa a urinar involuntariamente. Seu órgão sexual se enfraquece, e ocorrem males como *muthra krcchra*. O homem passa a urinar involuntariamente durante o sono, e seu sêmen é expelido junto com sua urina. Começam a acontecer males como *swapna skalana* [emissões noturnas durante o sonho], enfraquecendo ainda mais o corpo. Se um mal desse tipo aflige o corpo, logo se seguem outros, aproximando a pessoa da morte. Como distúrbios como *muthra krcchra* e *dhatu krcchra* às vezes são sintomas de diabete, é importante remediá-los assim que possível. Se a pessoa se mantém indiferente a eles e não os cura, passa a ter anemia, que pode causar emaciação e outros males. Assim, é importante tomar cuidado com essas doenças. Médicos especialistas as chamam de *yapya roga*. *Janu Shirshasana* destrói esses terríveis males, além de purificar e fortalecer o *nadi* chamado *sivani*, que está relacionado ao *dhatu*. À medida que o *nadi sivani* se fortalece, destrói os efeitos do *dhatu* e elimina a diabete. Além disso, *Janu Shirshasana* purifica e fortalece o *virya nala*, o *nadi* que se conecta ao fígado e que é responsável pela produção de insulina. *Janu Shirshasana* (A) e (B) pressionam o *virya nala* nos homens, e *Janu Shirshasana* (C) o pressiona nas mulheres, embora os três sejam necessários e úteis para os homens e para as mulheres. Assim, é possível curar doenças como as que foram descritas, aumentar o fogo da fome e facilitar a digestão dos alimentos.

Janu Shirshasana (C)

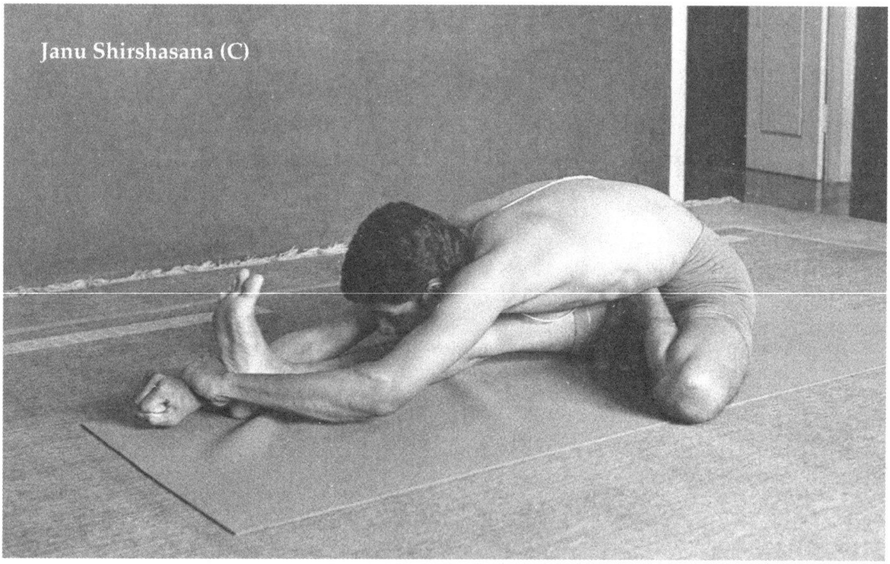

Janu Shirshasana pode ser praticado por qualquer pessoa, homem ou mulher, independentemente de idade ou gênero. Nesse contexto, eu me sinto no dever de dizer que o motivo pelo qual a sociedade atual está superpovoada é a fraqueza sensorial da nossa juventude. Toda vez que uma pessoa controla seus órgãos dos sentidos, tem uma vida longa e uma quantidade limitada de filhos, e eles são inteligentes, saudáveis e religiosos.

Assim, os jovens, homens ou mulheres, devem praticar maneiras de controlar seus órgãos dos sentidos e restringir, dessa forma, a quantidade de filhos que têm, sem que se recorra a discursos governamentais ou operações médicas, que não são muito úteis.[9] Métodos artificiais como esses, embora auxiliem até certo ponto, não destroem as fraquezas. Se nosso país quer produzir crianças fortes e intelectuais que acreditam em Deus e que terão longevidade, devemos, na minha humilde opinião, aprender maneiras de controlar nossos órgãos dos sentidos. Limitar a quantidade de filhos é necessário, mas é melhor evitar métodos alopáticos que não são naturais, já que são contrários à natureza e fazem mal ao corpo. Métodos contraceptivos naturais, por outro lado, nos ajudam a ter vidas longas e felizes, além de nutrir nossos intelectos e nos libertar dos sofrimentos das doenças. Sem eles, nós nos sujeitamos a doenças, vidas curtas e pobreza. Os aspirantes devem levar isso em consideração. Assim, aqueles que desejam ter uma vida longa e feliz, livre de doenças, e que desejam ter filhos saudáveis e intelectuais, precisam aderir à filosofia do yoga e a suas práticas. É isso que a ciência do yoga declara como o som de um tambor. E é isso que digo novamente aos jovens de hoje, de tão forte que é minha opinião a respeito desse assunto.

Ao praticar o *Janu Shirshasana*, o *dhatu* se fortalece e, gradualmente, o *vasana* do *kama* [a tendência de desejar] é destruído. Isso é confirmado pelas escrituras e pela minha experiência.

16. Marichyasana (A)

Existem oito tipos de *Marichyasana*. Os quatro primeiros estão relacionados ao yoga *chikitsa* [terapia do yoga] e são os que descreverei aqui. *Marichyasana* foi descoberto pelo sábio Maricha, que

9. Na época em que o *Yoga Mala* foi escrito, a campanha indiana a favor do controle populacional incluía "discursos governamentais" feitos por funcionários do governo. Eles percorriam o país tentando convencer as pessoas da necessidade e dos benefícios das famílias com apenas um filho.

deu seu nome à postura. As duas primeiras formas do *asana* (A e B) têm 22 *vinyasas*, e a terceira e a quarta (C e D) têm 18 *vinyasas* cada. Os estados de *Marichyasana* (A) e (B), respectivamente, são o 8º *vinyasa* e o 15º, e os de *Marichyasana* (C) e (D) são o 7º e o 12º. Os métodos para os *vinyasas* e para *rechaka* e *puraka* foram especificados nos *asanas* anteriores.

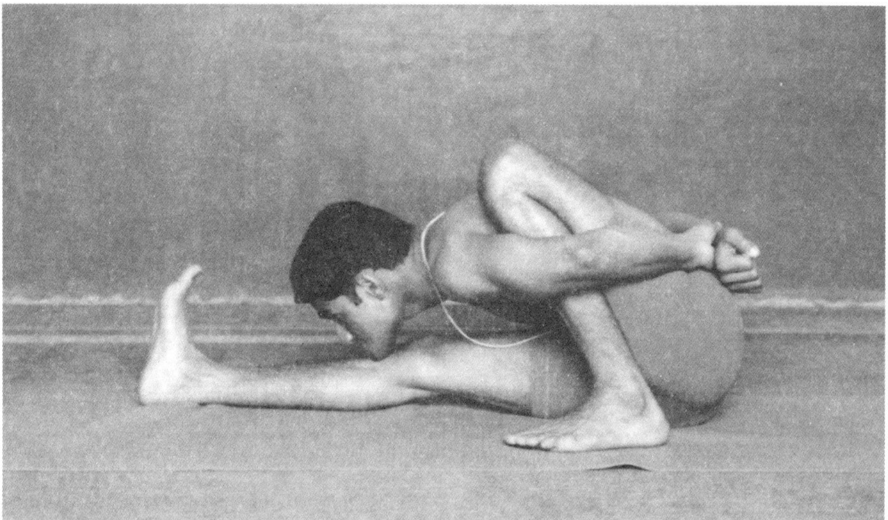

Marichyasana (A)

Método

Para começar, estenda a perna direita assim como no 7º *vinyasa* de *Paschimattanasana*, dobre o joelho direito para cima, puxando o calcanhar na direção do glúteo direito, coloque o braço direito ao redor do joelho da perna dobrada, leve a mão esquerda para trás das costas e segure o pulso direito, estenda a perna esquerda, erga o peito e faça *puraka* lentamente; esse é o 7º *vinyasa*. Depois, fazendo *rechaka* lentamente, encoste a testa ou o queixo no joelho da perna estendida, mantendo-a firme e reta, e fazendo *puraka* e *rechaka* o máximo possível; isso constitui o 8º *vinyasa* (ver imagem nesta página). Em seguida, fazendo *puraka*, erga a cabeça; esse é o 9º *vinyasa*. Depois, *Uth Pluthi* é o 10º *vinyasa*. Pratique dessa maneira tanto para o lado direito como para o esquerdo.

17. Marichyasana (B)

Método

Faça os primeiros seis *vinyasas* do primeiro *Surya Namaskara*. Depois, no 7º *vinyasa*, sente-se com as pernas estendidas, leve o calcanhar esquerdo na direção do umbigo, como em *Padmasana*, dobre o joelho direito, sente-se firmemente com o joelho direito dobrado e o calcanhar direito na direção do glúteo direito, coloque o braço direito ao redor da canela direita, segure o pulso esquerdo com a mão direita e faça *puraka*; esse é o 7º *vinyasa*. Em seguida, fazendo *rechaka*, encoste o nariz no chão e faça *puraka* e *rechaka* o máximo possível; esse é o 8º *vinyasa* e o estado do *asana* (ver imagem nesta página). Então, fazendo *puraka*, erga a cabeça e endireite o peito; esse é o 9º *vinyasa*. Em seguida, siga o método de *vinyasa* especificado nos *asanas* anteriores e repita o que foi descrito aqui para o lado esquerdo.

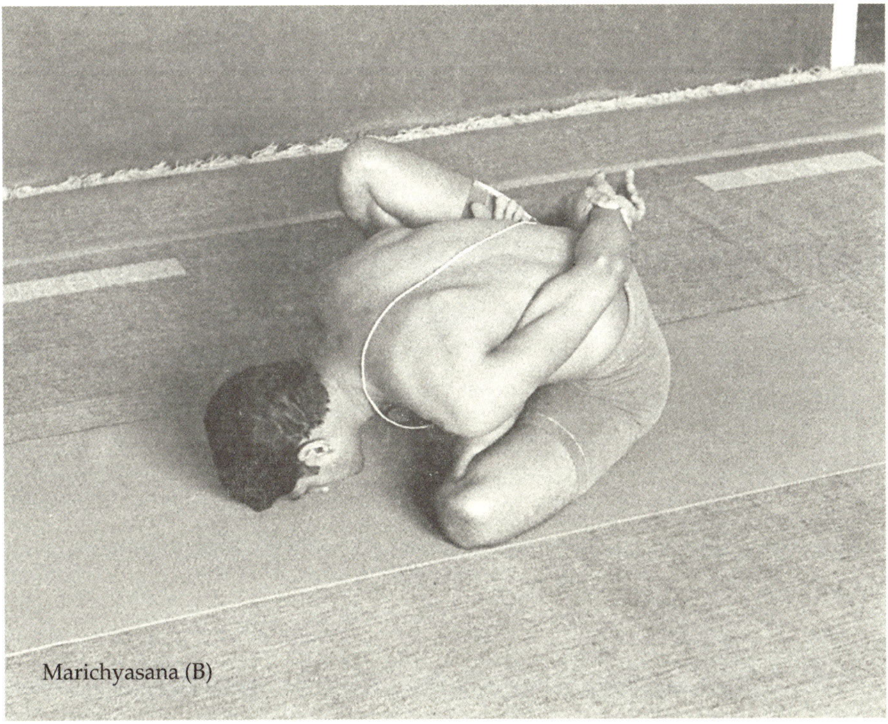

Marichyasana (B)

18. Marichyasana (C)

Método

Primeiro, sente-se da maneira descrita no *asana* anterior, estenda a perna esquerda, pressione o pé direito no glúteo direito como em *Marichyasana* (A), endireite o peito, vire o quadril para a direita, envolva o joelho direito com o braço esquerdo, virando a mão e o braço esquerdos para trás, coloque o braço direito ao redor das costas e segure o pulso esquerdo com a mão direita, endireite e vire o peito e o quadril totalmente, fazendo *rechaka* e *puraka* o máximo possível; esse é o 7º *vinyasa* e o estado do *asana* (ver imagem nesta página). Os *vinyasas* seguintes foram especificados nos *asanas* anteriores. Pratique o mesmo para o lado esquerdo.

Marichyasana (C)

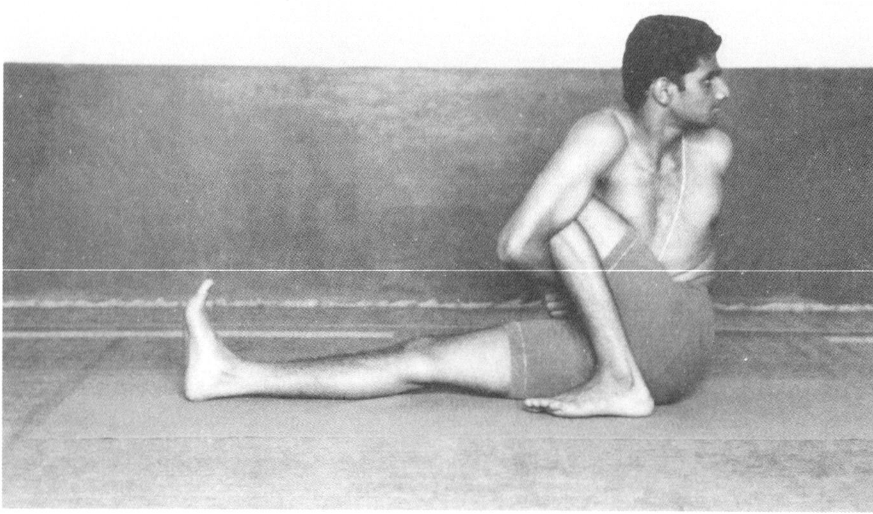

19. Marichyasana (D)

Método

Sente-se, dobrando os braços e as pernas como em *Marichyasana* (B), vire o quadril, envolva o joelho direito com o braço esquerdo na direção das costas, como em *Marichyasana* (C), coloque o braço direito ao redor das costas e segure o pulso esquerdo com a mão direita, vire o quadril completamente, erga o peito, fazendo *rechaka* e *puraka* lenta e profundamente, o máximo possível; esse é o 7º *vinyasa* (ver imagem nesta página). Faça o mesmo agora com a perna esquerda. O método para os *vinyasas* foi especificado anteriormente.

Benefícios

Os benefícios dos quatro *Marichyasanas* são diferentes, embora todos curem doenças de acordo com a natureza física do homem. Os aspirantes devem saber disso e praticá-los. Todos curam movimentos de gases no estômago e nos intestinos e também os problemas no reto, como diarreia, restaurando o poder digestivo. Assim, flatulência, indigestão e prisão de ventre são eliminadas. Algumas mulheres sofrem de dores abdominais durante a menstruação que podem ser eliminadas com a prática desses *asanas*. O útero se torna resistente e permite que a mulher gere um filho com mais força; assim, o aborto espontâneo causado por fraqueza é evitado.

Marichyasana (D)

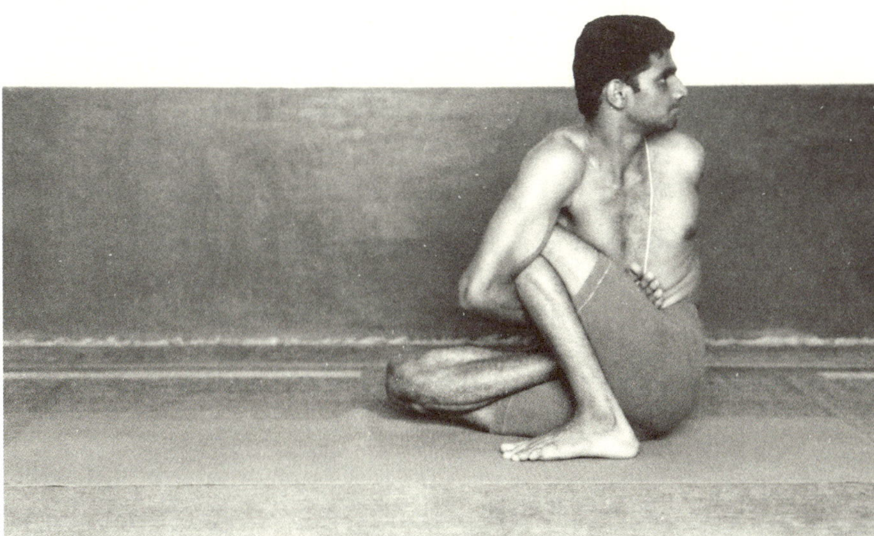

Os *vata pitta kosha* [intestino grosso e bexiga] são purificados, assim como o *chakra manipura* [o terceiro chacra, no centro umbilical], e o corpo adquire força e poder. A prática de *Marichyasana* é ótima para as mulheres, mas elas devem realizá-la sob a orientação de um guru. Não deve haver nenhum erro em relação à firmeza da postura sentada nem à posição dos braços e das pernas. Grávidas não devem praticar este *asana* depois do segundo mês de gestação.

20. Navasana

Navasana tem treze *vinyasas*, e o 7º é o estado do *asana*. O método para os *vinyasas* foi especificado anteriormente.

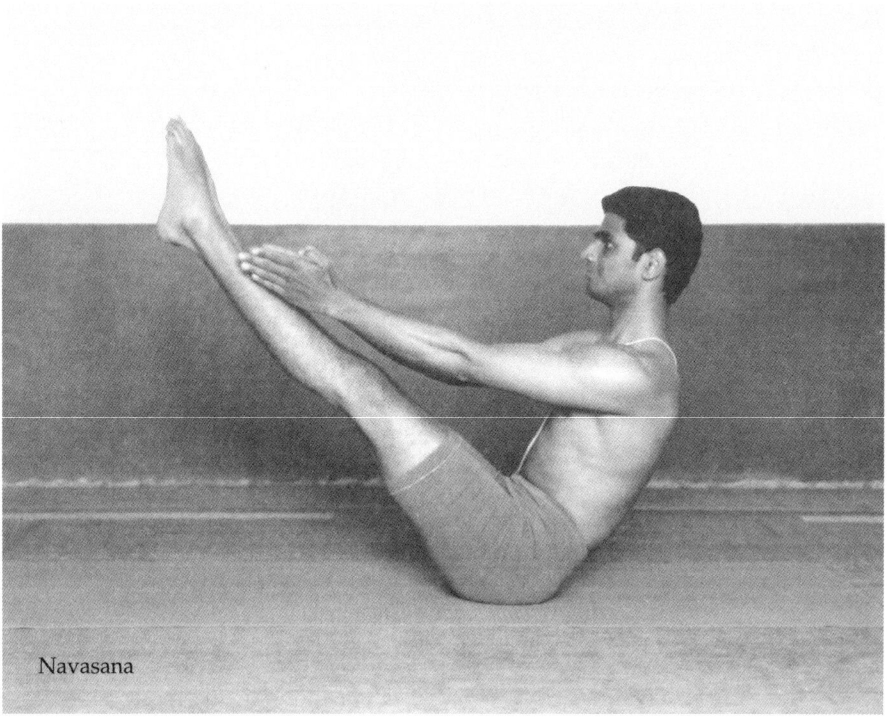

Navasana

Método

Os primeiros seis *vinyasas* deste *asana* são iguais aos do primeiro *Surya Namaskara*. Para entrar no 7º *vinyasa*, salte com as pernas por entre os braços, fazendo *puraka* e usando apenas a força dos braços, sem deixar o corpo nem as pernas encostarem no chão, sente-se bem em cima dos glúteos, erga e estenda as pernas, depois se sente imitando a forma de um barco, endireite o peito, a cintura e as pernas, estenda os braços nas laterais dos joelhos e faça *rechaka* e *puraka* o máximo possível; esse é o 7º *vinyasa* (ver imagem na página 110). Em seguida, cruze as pernas sem encostar no chão e use a força dos braços e das mãos para tirar o corpo do chão; esse é o 8º *vinyasa*. (Enquanto vai do 7º *vinyasa* para o 8º, faça *puraka*). Depois, fazendo *rechaka*, volte para o 7º *vinyasa*. Assim, repita o *asana* de três a seis vezes. Os *vinyasas* seguintes foram descritos anteriormente. Enquanto entra no estado do *asana*, jamais faça *kumbhaka*, ou seja, nunca prenda a respiração.

Benefícios

O canal anal, a coluna vertebral, as costelas e o baixo-ventre são purificados por *Navasana*. Também cura problemas gástricos causados pela digestão incompleta dos alimentos e o excesso de *vata* causado por falta de fogo digestivo. Além disso, o abdômen se fortalece.

21. Bhujapidasana

Este *asana* tem quinze *vinyasas*; o 7º e o 8º são os estados do *asana*.

Método

A princípio, comece com os primeiros seis *vinyasas* do primeiro *Surya Namaskara*. Depois, enquanto entra no 7º *vinyasa* e usando a força dos braços, salte elevando as pernas ao redor dos ombros sem encostar no chão, fazendo *puraka*, posicione um pé por cima do outro, pressione os ombros fortemente com as coxas e estenda os braços; esse é o 7º *vinyasa*. Em seguida, fazendo *rechaka* lentamente e sem tocar as pernas nem os pés no chão, encoste apenas o queixo no chão e faça *puraka* e *rechaka* o máximo possível; esse é o 8º *vinyasa* (ver imagem na página 112). Fazendo *puraka*, volte para o 7º *vinyasa*; esse é o 9º *vinyasa*. Depois, fazendo *rechaka*, leve as duas pernas para trás sem tocar no chão e as equilibre na parte de trás dos braços; esse é o 10º *vinyasa*. Em seguida, fazendo mais uma vez *puraka* e *rechaka*, entre no 4º *vinyasa* do primeiro *Surya Namaskara*; esse é o 11º *vinyasa*. Os próximos *vinyasas* são iguais aos que foram especificados anteriormente.

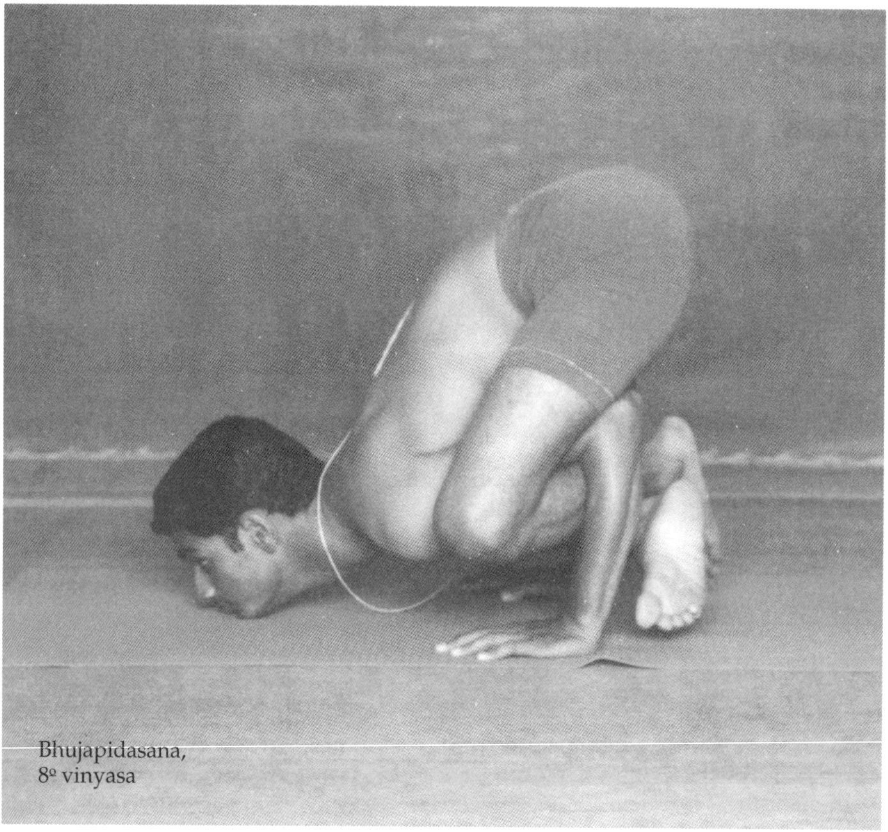

Bhujapidasana, 8º vinyasa

Benefícios

Bhujapidasana purifica o *anna mala* [canal alimentar/esôfago], o corpo se torna leve e os ombros e o abdômen se fortalecem.

22. Kurmasana

Kurmasana tem dezesseis *vinyasas*; o 7º e o 9º são os estados do *asana*. O estado do 9º *vinyasa* é chamado *Supta Kurmasana* [tartaruga deitada/estendida] (ver imagem na página 113).

Método

Comece com os primeiros seis *vinyasas* do primeiro *Surya Namaskara*, da maneira especificada nos *asanas* anteriores. No 7º *vinyasa* e fazendo *puraka*, salte como em *Bhujapidasana*, desça até o chão com a força dos braços, estenda os braços para fora por debaixo das coxas, estenda as pernas, encoste o queixo no chão, erga a cabeça até certo ponto e faça *rechaka* e *puraka* o máximo possível. Em seguida, fazendo *rechaka*, leve as mãos para trás das costas e segure um dos pulsos; esse é o 8º *vinyasa*.

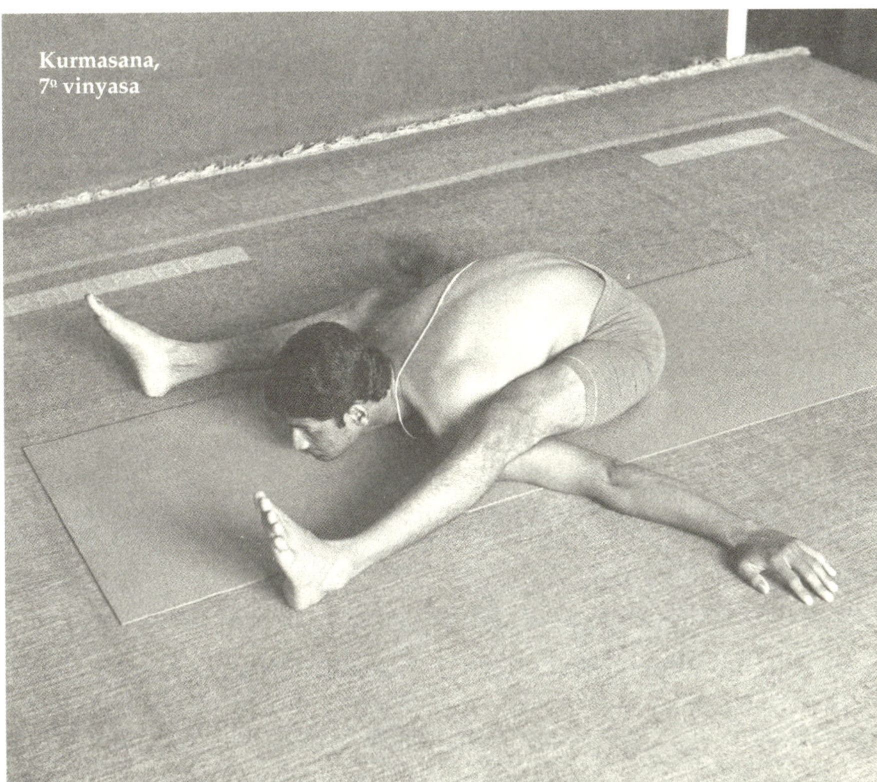
Kurmasana, 7º vinyasa

Depois, cruze as pernas uma por cima da outra, encoste a cabeça no chão e faça *puraka* e *rechaka* o máximo possível; esse é o 9º *vinyasa*, e o estado dele é chamado *Supta Kurmasana*. Os próximos *vinyasas* são iguais aos de *Bhujapidasana*.

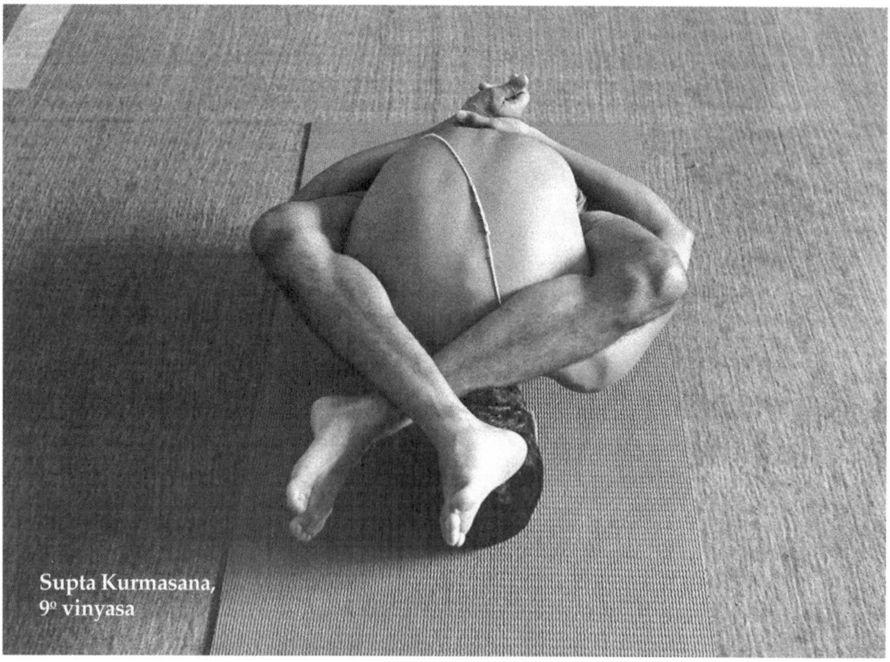

Supta Kurmasana,
9º vinyasa

Benefícios

Kurmasana purifica o *kanda*, o plexo nervoso a partir do qual crescem todos os 72 mil *nadis*. Também purifica o coração e os pulmões e elimina males causados por desequilíbrios do *dosha kapha* [muco]. O peito se alarga, a gordura ruim é dissolvida e a coluna vertebral se fortalece. A dor no peito causada por exaustão é curada, distúrbios provocados por alimentos ruins são remediados e a gordura do baixo-ventre é dissolvida, permitindo que o corpo se torne saudável.

23. Garbha Pindasana

Garbha Pindasana tem catorze *vinyasas*; o 8º é seu estado (ver imagem na página 115).

Método

Comece fazendo os seis *vinyasas* descritos nos *asanas* anteriores; depois, sente-se no 7º *vinyasa* de *Paschimattanasana*. Em seguida, faça *Padmasana* posicionando o pé direito na coxa esquerda e o pé esquerdo na coxa direita, insira os dois braços até os cotovelos pelas aberturas entre as coxas e as panturrilhas, coloque as mãos nas orelhas, sentando-se apenas nos glúteos, endireite o peito e a coluna vertebral, pressione os dois calcanhares nas laterais do umbigo e permaneça assim, fazendo *rechaka* e *puraka* o máximo possível; esse é o 7º *vinyasa*. Em seguida, curve completamente a cabeça para a frente, segure-a com as mãos e, fazendo *rechaka*, role para trás, posicionando a coluna no chão e mantendo-a curvada. Depois, fazendo *puraka*, role para a frente na direção dos glúteos e, dessa maneira, continue rolando em sentido horário, até completar um círculo inteiro, fazendo *rechaka* ao rolar para trás e *puraka* ao rolar para a frente; esse é o 8º *vinyasa*. Em seguida, role para a frente e para cima, pressione as mãos no chão e tire o corpo do chão, fazendo *puraka*; esse é o 9º *vinyasa*. Os *vinyasas* e a respiração posteriores foram descritos nos *asanas* anteriores.

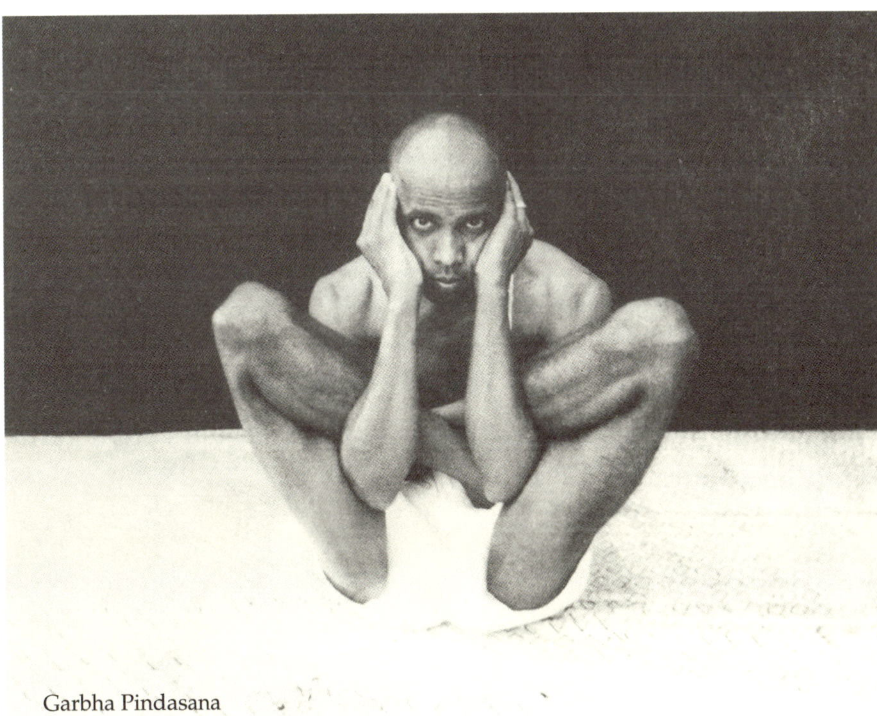

Garbha Pindasana

Benefícios

Garbha Pindasana dissolve a gordura do baixo-ventre, purifica o *chakra manipura*, ou terceiro *chakra*, e previne doenças do fígado e do baço.

24. Kukkutasana

Kukkutasana tem catorze *vinyasas*; o 8º é o estado do *asana* (ver imagem nesta página).

Kukkutasana

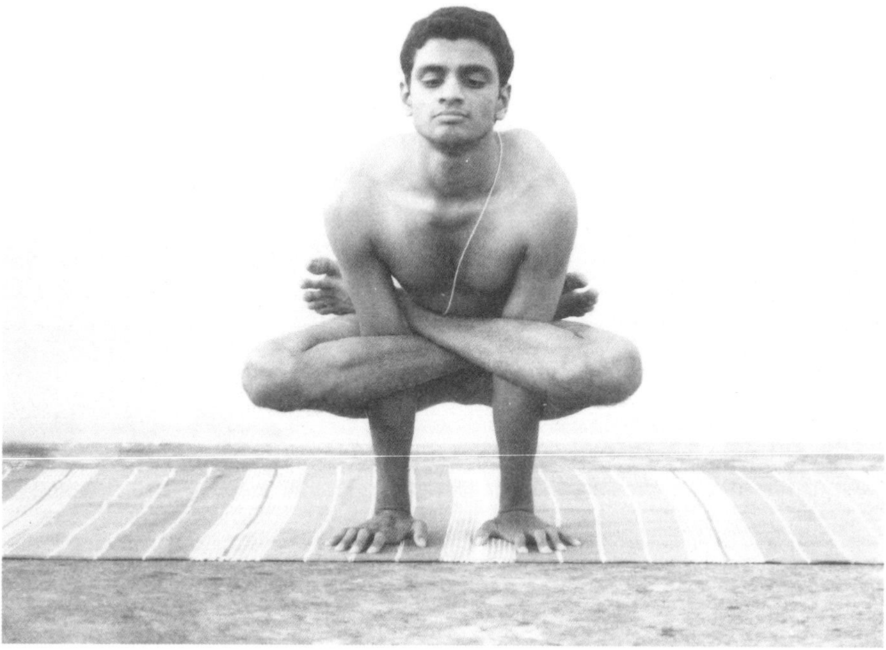

Método

Faça o *Garbha Pindasana* descrito anteriormente até o 7º *vinyasa*, o que significa fazer *Padmasana* e inserir os braços no espaço atrás dos joelhos. Depois, pressionando as palmas no chão e fazendo *puraka*, erga o *Padmasana* e se sustente com a força das palmas das mãos; esse é o 8º *vinyasa*. Em seguida, nessa posição, faça contrações circulares no abdômen (*nauli*), erga totalmente as costas e o peito e faça *rechaka* e *puraka*. Então, fazendo *rechaka*, desça lentamente. Os próximos *vinyasas* são iguais aos de *Garbha Pindasana*.

No estado deste *asana*, é preciso fazer *rechaka* e *puraka* profundamente enquanto se mantém o peito, o quadril e as costas completamente retos. Então, com os calcanhares pressionando as laterais do umbigo e mantendo a cabeça erguida, é preciso fazer *uddiyana bandha* e *nauli* (ver nota 3, página 45). Não há *mula bandha* neste *asana*.

Benefícios

Kukkutasana purifica os intestinos, dissolve a gordura do baixo-ventre, elimina o excesso de muco e cura os males intestinais e do trato urinário.

25. Baddha Konasana

Este *asana* tem quinze *vinyasas*. O 7º e o 8º constituem os estados dele (ver imagens).

Método

Depois de fazer os seis primeiros *vinyasas* dos primeiros *asanas*, entre no 7º *vinyasa* de *Paschimattanasana* e, fazendo *puraka*, una os pés e abra-os, pressione os calcanhares no *nadi sivani* [o *nadi* entre o ânus e os genitais], mantenha os pés abertos com as mãos, erga o peito e fique sentado com os joelhos no chão; esse é o 7º *vinyasa*. Em seguida, fazendo *rechaka*, flexione o corpo para a frente, encoste a cabeça no chão e faça *puraka* e *rechaka* o máximo possível; esse é o 8º *vinyasa*. Depois, faça os *vinyasas* dos *asanas* anteriores.

Benefícios

Nos estados deste *asana*, é preciso fazer *rechaka* e contrair totalmente o ânus. Ao encolher completamente o abdômen, contraindo o baixo-ventre e o ânus com firmeza, e praticar *rechaka* e *puraka*, destroem-se males terríveis relacionados ao ânus, como prisão de ventre e hemorroidas, e a indigestão deixa de incomodar o aspirante. Vamana diz que *Baddha Konasana* é o mais importante dos *asanas* quando afirma: "*Baddhakonasane tishtan gudamakunchayet buddha gudarognivrittih syat satyam satyam bravimyaham* [O sábio deve contrair o ânus durante *Baddha Konasana* para prevenir doença anal, isso eu afirmo ser verdade]". Muitos tiveram a experiência de ser aliviados de *bhagandara* [fístulas] e *mulavyadhi* [hemorroidas] depois de praticar este *asana*. Assim, por meio da prática dele, doenças relacionadas ao ânus e ao *dhatu* certamente serão curadas.

Baddha Konasana,
7º vinyasa

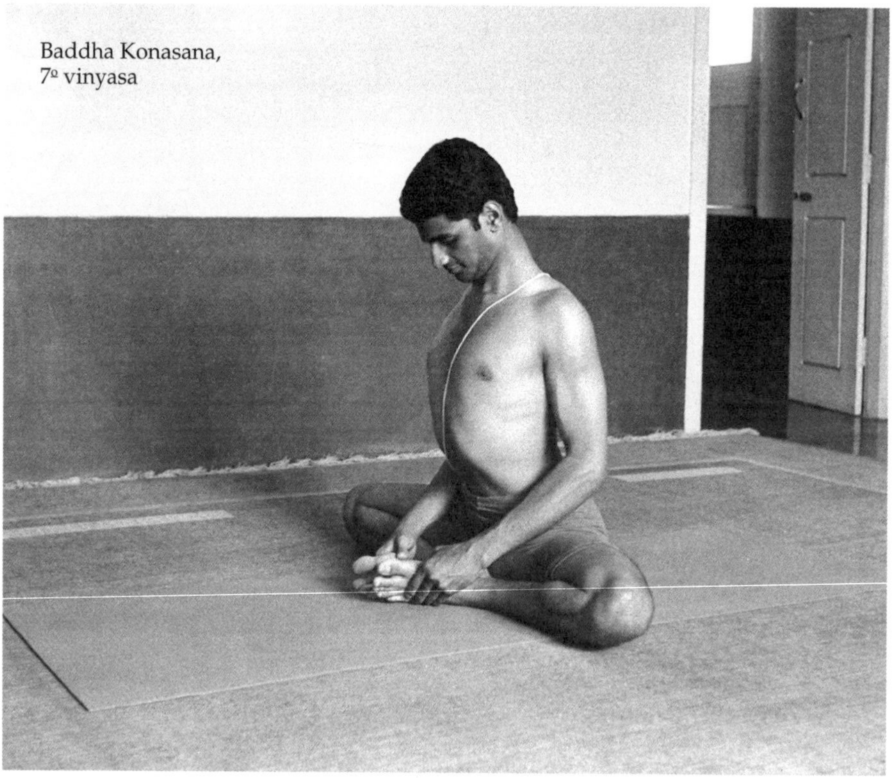

Nesse contexto, é preciso esclarecer uma questão que deve ser lembrada a leitores e aspirantes. Quando os métodos de *asana* e *pranayama* são seguidos, não há nenhuma dúvida de que todas as doenças serão curadas. Mas se o aspirante acha que isso acontecerá apenas com a prática dos *asanas*, enquanto continua a ingerir alimentos *rajásicos* [estimulantes] e *tamásicos* [pesados], está equivocado. Na verdade, isso vai piorar a doença.

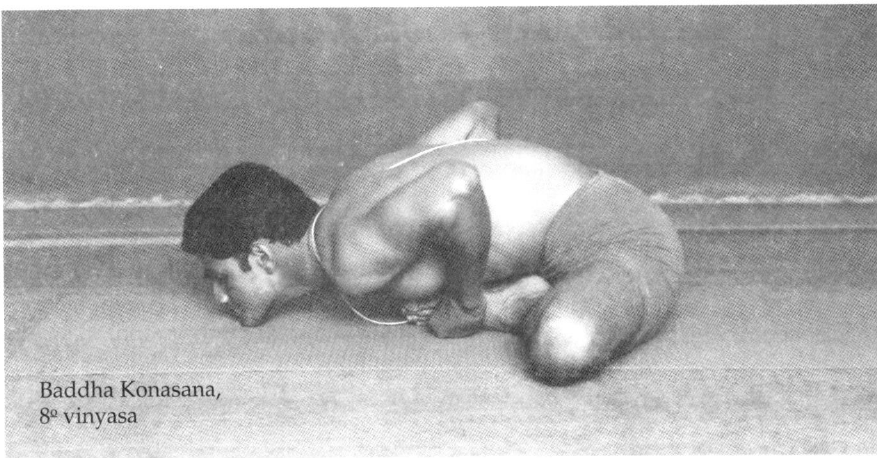

Baddha Konasana, 8º vinyasa

Para doenças relacionadas ao ânus, os melhores alimentos são os *sátvicos* e oleosos, como leite, *ghee* e coalhada parcialmente batida, e, entre esses alimentos, apenas os que são magros (*tanu*) devem ser consumidos. Assim, deve-se consumir alimentos puros e agradáveis. Quando isso é feito, uma pessoa que está doente, mas pratica *asana* e *pranayama*, fortalece o corpo, a mente, os órgãos dos sentidos e o intelecto, obtendo a cura. O doente se livra da doença e o fraco se fortalece, e isso permite que consigam praticar os passos internos subsequentes, como *pratyahara* [recolhimento dos sentidos]. No entanto, ninguém deve abandonar a prática do yoga por ter se decepcionado nem ficar indiferente a esta em virtude da própria incapacidade de seguir a dieta *sátvica* completamente. A prática do yoga deve ser realizada enquanto se segue uma dieta apropriada para a capacidade de cada um. Contudo, é bom praticar ingerindo o máximo possível de alimentos *sátvicos*.

26. Upavishta Konasana

Upavishta Konasana tem quinze *vinyasas*; o 8º e o 9º são os estados do *asana*. O método para os *vinyasas* foi descrito nos *asanas* anteriores.

Método

A princípio, faça os *vinyasas* do primeiro *Surya Namaskara* até o 6º. Depois, fazendo *puraka* e sem tocar o chão, salte passando as pernas por entre os braços usando apenas a força deles, abra as pernas o máximo possível, sente com os joelhos estendidos, segure as laterais dos pés e erga a cabeça e o peito; isso constitui o 7º *vinyasa*. Depois, fazendo *rechaka*, encolha o abdômen, encoste lentamente a cabeça e o peito no chão e faça *puraka* e *rechaka* lentamente e o máximo possível; esse é o 8º *vinyasa*. (Quando sua prática se tornar mais sólida, você será capaz de encostar o queixo no chão no estado deste *asana* enquanto segura os pés.) Em seguida, fazendo *puraka*, erga apenas a cabeça, faça *rechaka* e, sem soltar as laterais dos pés, suba para se sentar diretamente nos glúteos enquanto faz *puraka*; mantenha as pernas erguidas bem afastadas e retas, alinhe a cintura, olhe para cima e faça *rechaka* e *puraka* o máximo possível; esse é o 9º *vinyasa*. Depois, para os próximos *vinyasas*, faça igual aos *asanas* anteriores.

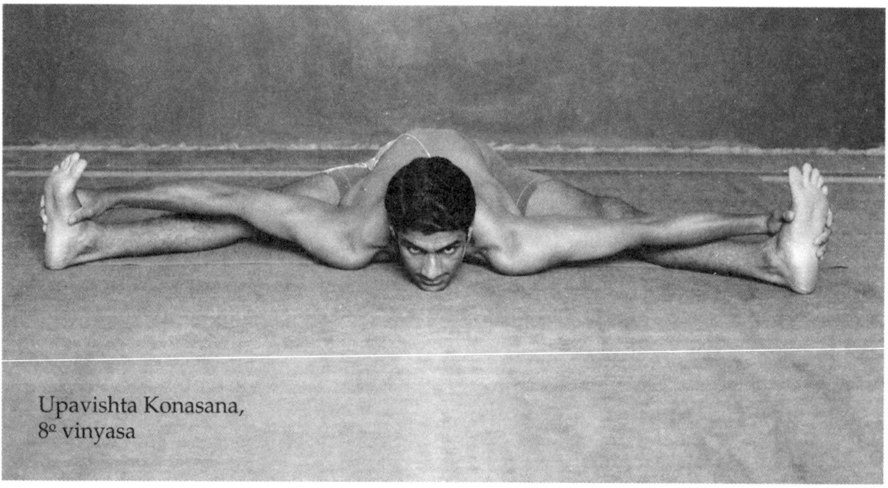

Upavishta Konasana,
8º vinyasa

Benefícios

Nos estados de *Upavishta Konasana*, é muito importante manter *mula bandha* e *uddiyana bandha*. Se o *nadi* chamado *grdhrasi* [nervo ciático], que fica na região entre o ânus e o órgão de geração, se enfraquece, a força do abdômen diminui e os outros *nadis* também se enfraquecem. Quando o *nadi grdhrasi* está fraco, o quadril se enrijece, e torna-se difícil caminhar e se sentar. Porém, com a prática deste *asana*, esses males desaparecem. Com o retorno da força do *nadi grdhrasi*, outros *nadis* e órgãos também se fortalecem e não acontece mais *udara bhramana* [movimentos de gases no estômago]; o peristaltismo também é curado. A prática de *Upavishta Konasana*, no entanto, não é apropriada a mulheres grávidas. À exceção delas, este *asana* faz bem para homens e para mulheres.

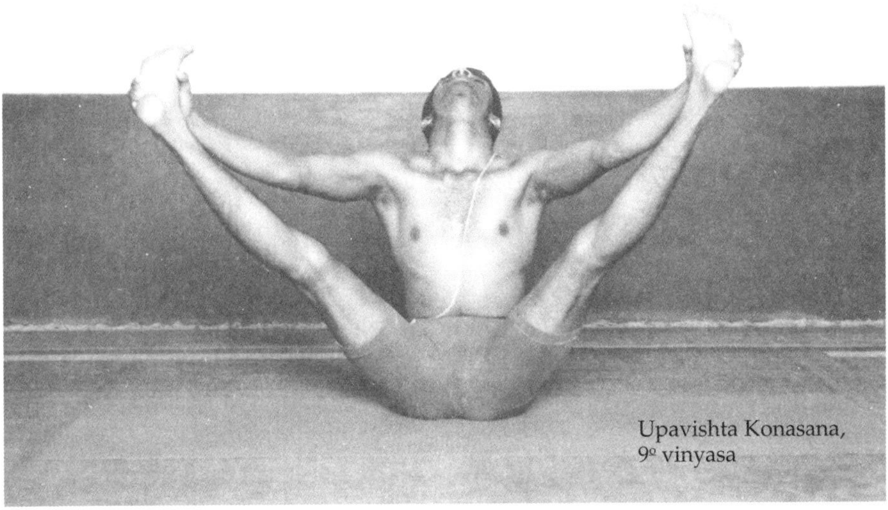

Upavishta Konasana, 9º vinyasa

27. Supta Konasana

Supta Konasana tem dezesseis *vinyasas*. O 8º *vinyasa* é o estado do *asana*.

Método

Para começar, faça os primeiros seis *vinyasas* do primeiro *Surya Namaskara*. Depois, fazendo *puraka*, como em *Paschimattanasana*, deite-se no chão com as pernas juntas, deixando-as estendidas e firmes; esse é o 7º *vinyasa*. Faça *rechaka*. Então, fazendo *puraka*, erga ambas as pernas e, fazendo *rechaka*, leve as pernas acima da cabeça, afaste-as bastante e segure os dedões; esse é o 8º *vinyasa*. Em seguida, fazendo *puraka* e sem dobrar as pernas, suba para entrar no 9º *vinyasa* de *Upavishta Konasana*, expire e desça lentamente, entrando no 8º *vinyasa* de *Upavistha Konasana*; esse é o 9º *vinyasa*. Depois, fazendo *puraka*, erga apenas a cabeça; esse é o 10º *vinyasa*. Os próximos *vinyasas* são iguais aos dos *asanas* anteriores.

O estado de *Supta Konasana*, que ocorre no 8º *vinyasa*, inclui erguer as pernas como em *Sarvangasana* [*asana* 32], fazer *rechaka* e manter as pernas como em *Halasana* [*asana* 33], transferir todo o peso do corpo para os ombros, segurar os dedões com as mãos enquanto as pernas estão bem afastadas e fazer *rechaka* e *puraka*. Durante este estado, o abdômen deve estar totalmente contraído, mas sem *mula bandha* ou *uddiyana bandha*. Os aspirantes devem se lembrar disso.

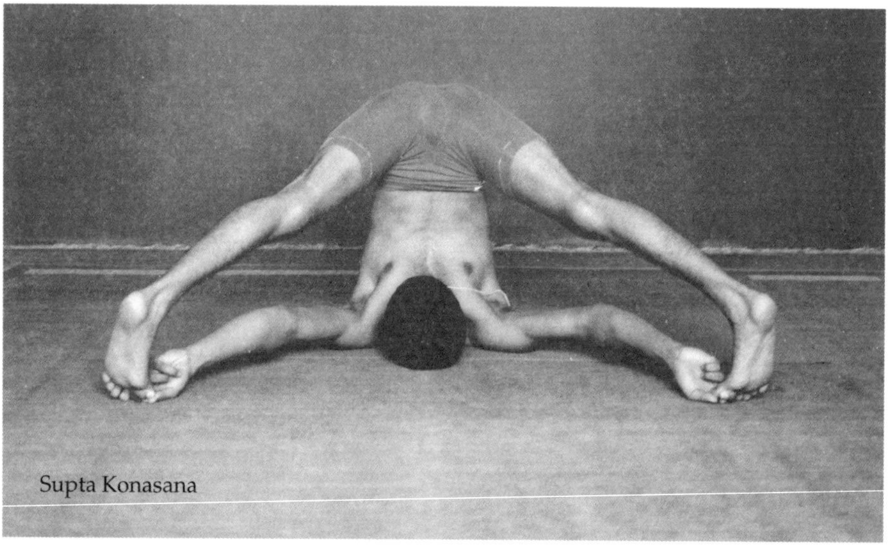

Supta Konasana

Benefícios

Os benefícios de *Supta Konasana* são os mesmos de *Baddha Konasana* e *Upavishta Konasana*: o *nadi grdhrasi* é purificado, e a coluna vertebral e a cintura se fortalecem.

28. Supta Padangushtasana

Supta Padangushtasana é um *asana* de duas partes. A primeira parte contém vinte *vinyasas*, e a segunda, 28. O 9º *vinyasa* e o 13º constituem os estados da primeira parte, e o 11º e o 19º são os estados da segunda. Durante os estados deste *asana*, os aspirantes devem prestar atenção na prática dos métodos de respiração. Como este *asana* é diferente dos anteriores, achei necessário repetir isso.

Método para a parte 1

Primeiro, deite-se com as costas no chão, como na preparação para *Sarvangasana* [*asana* 32], fazendo *rechaka* e *puraka*; esse é o 7º *vinyasa*. Depois, fazendo *puraka*, leve a perna direita estendida na direção da cabeça, estique a perna esquerda, segure firmemente o dedão da perna direita com a mão direita, pressione a mão esquerda firmemente na coxa esquerda e permaneça deitado, mantendo a cabeça no chão; esse é o 8º *vinyasa*. Depois, fazendo *rechaka*, erga a cabeça somente um pouco, encoste o nariz no joelho direito estendido e faça *puraka* e *rechaka* o máximo possível; esse é o 9º *vinyasa*. Em seguida, fazendo *puraka*, encoste a cabeça no chão; esse é o 10º *vinyasa*. Então, fazendo *rechaka*, leve a perna direita até o chão, unindo-a com a esquerda; esse é o 11º *vinyasa*. Repita o que foi descrito anteriormente com a perna esquerda. Depois, entre na posição de *Halasana* [*asana* 33], pressione as mãos no chão nas laterais das orelhas e role o corpo inteiro por cima da cabeça, entrando na posição do 4º *vinyasa*. Isso é chamado *Chakrasana*. Os próximos *vinyasas* são iguais aos dos *asanas* anteriores. Essa é a primeira parte.

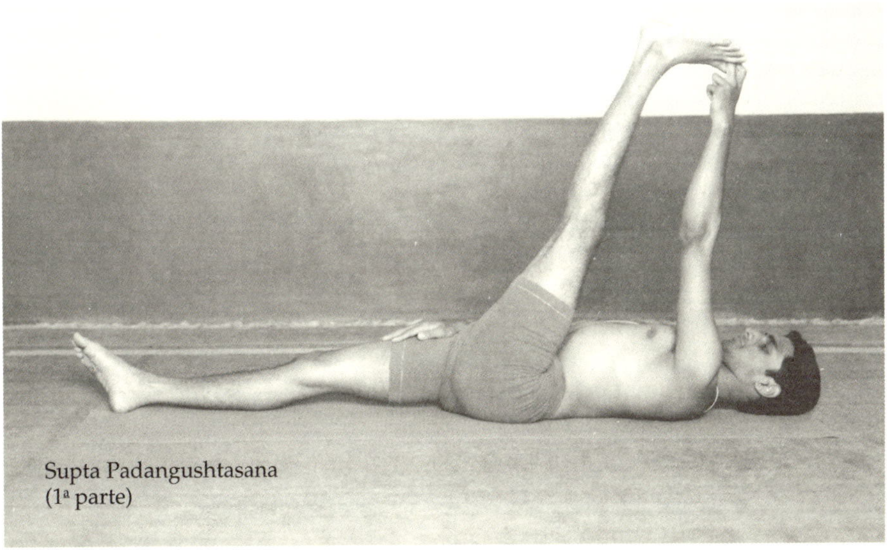

Supta Padangushtasana
(1ª parte)

Método para a parte 2

Faça os dez primeiros *vinyasas* da parte 1. Depois, fazendo *rechaka*, leve a perna direita para o lado direito e abaixe-a até o chão, fazendo *rechaka* e *puraka* o máximo possível; esse é o 11º *vinyasa*. Em seguida, fazendo *puraka*, erga a perna direita e volte para o 8º *vinyasa* da parte 1; esse é o 12º *vinyasa*. Em seguida, fazendo *rechaka*, encoste o nariz no joelho; esse é o 13º *vinyasa*. Depois, fazendo *puraka*, leve a cabeça até o chão; esse é o 14º *vinyasa*. Para os próximos *vinyasas*, repita o que foi descrito para o lado esquerdo. Qualquer que seja o *asana*, a pessoa deve praticar primeiro do lado direito e depois do esquerdo. Essa é a segunda parte de *Supta Padangushtasana*, e ambas são muito importantes.

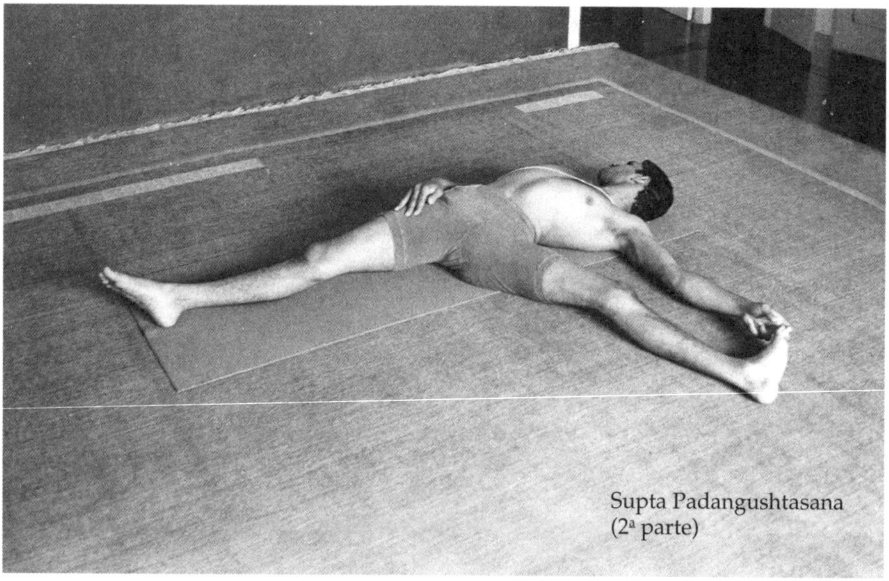

Supta Padangushtasana (2ª parte)

Benefícios

Supta Padangushtasana purifica e fortalece a região da cintura, os joelhos, o canal alimentar, o canal anal e o canal por onde passa o esperma (*virya nala*). Dissolve a gordura ruim das laterais do corpo, deixando-o leve, e da cintura, deixando-a mais fina e forte. *Supta Padangushtasana* pode ser praticado por todo tipo de pessoa, exceto mulheres grávidas.

29. Ubhaya Padangushtasana

Ubhaya Padangushtasana tem quinze *vinyasas*, e o 9º é seu estado.

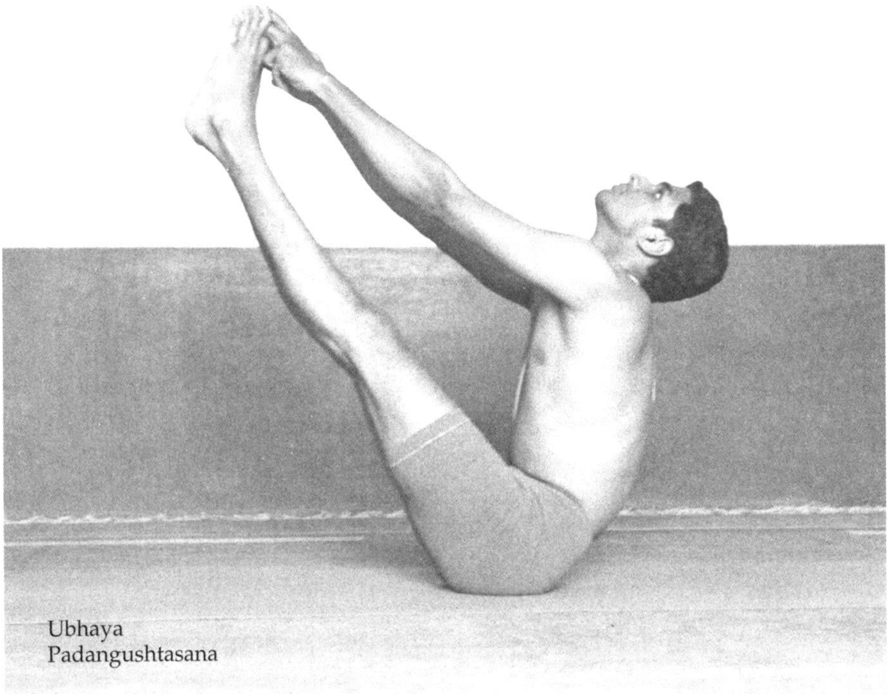

Ubhaya Padangushtasana

Método

Após chegar ao 7º *vinyasa* de *Supta Padangushtasana*, deite e junte as pernas. Depois, fazendo *puraka*, estenda-as como em *Sarvangasana* [*asana* 32] e, fazendo *rechaka*, leve as pernas acima da cabeça, encoste os pés no chão e segure os dedões com firmeza, como em *Halasana* [*asana* 33]. Em seguida, fazendo *puraka* e sem soltar os dedões, role para a frente e se sente apenas sobre seus glúteos, como em *Navasana*, fazendo *rechaka* e *puraka*; esse é o 9º *vinyasa*. Os próximos *vinyasas* são iguais aos dos *asanas* anteriores.

No 8º *vinyasa* deste *asana*, tanto *rechaka* quanto *puraka* são feitos. Os aspirantes devem perceber isso. Enquanto estiverem sentados no 9º *vinyasa*, *rechaka* e *puraka* devem ser feitos lentamente e o máximo possível, com o peito erguido e o abdômen totalmente contraído.

Benefícios

Ubhaya Padangushtasana é um *asana* que purifica o ânus, a cintura, o estômago, os genitais e o *granthi traya*, ou os três nós abaixo do *vina danda*, que começa no canal anal.[10] Também elimina a sensação de ardência que pode ocorrer durante a urinação.

30. Urdhva Mukha Paschimattanasana

Urdhva Mukha Paschimattanasana tem dezesseis *vinyasas*, e o 10º é o seu estado.

Método

Para começar, deite-se como no 8º *vinyasa* de *Ubhaya Padangushtasana* e segure as laterais dos pés perto dos calcanhares. Depois, fazendo *puraka*, entre no estado de *Ubhaya Padangushtasana* com os joelhos estendidos e se sentando firmemente nos glúteos enquanto segura os pés, não os dedões; esse é o 9º *vinyasa*. Em seguida, fazendo *rechaka*, posicione o rosto entre os joelhos lentamente, depois faça *puraka* e *rechaka*; esse é o 10º *vinyasa* (ver imagem na página 127). Então, fazendo *puraka* lentamente, volte para o 9º *vinyasa* de *Ubhaya Padangushtasana* e se sente. Os *vinyasas* seguintes são iguais aos de *Paschimattanasana*.

Benefícios

Urdhva Mukha Paschimattanasana purifica *katti granthi* [a lombar], o esôfago e o *chakra swadishtana*, isto é, a região entre o ânus e o umbigo. Quando o *chakra swadishtana* é purificado, as atividades corporais se tornam leves, todas as atividades físicas ficam fáceis e desimpedidas, e a pessoa não é incomodada por obstáculos como doenças.

---

10. Os três nós mencionados, conhecidos como *Brahma*, *Vishnu* e *Rudra Granthi*, respectivamente, estão no corpo sutil e impedem que o fluxo livre de *prana* suba pelo *nadi sushumna*.

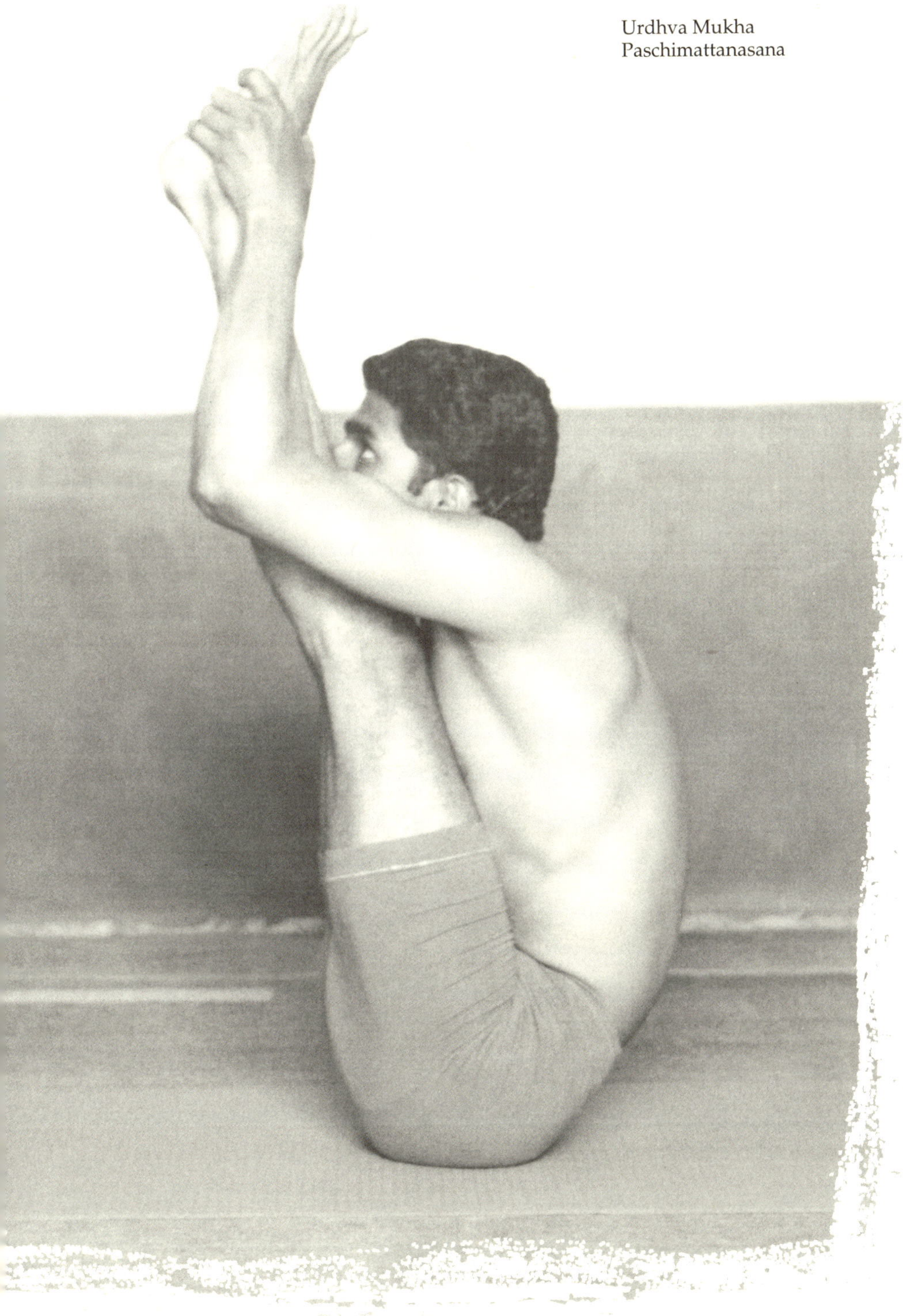

Urdhva Mukha
Paschimattanasana

31. Setu Bandhasana

Setu Bandhasana tem quinze *vinyasas*, e o 9º é o estado dele.

Método

Faça os primeiros seis *vinyasas* especificados nos *asanas* anteriores e se deite como em *Supta Padangushtasana*; esse é o 7º *vinyasa*. Em seguida, faça *puraka*. Depois, fazendo *rechaka*, dobre um pouco os joelhos, una os calcanhares posicionando os dedos mínimos firmemente no chão, curve a cabeça para trás, encoste o topo dela no chão, erga um pouco o peito e permaneça nessa posição, curvando as costas; esse é o 8º *vinyasa*. Depois, cruzando os braços por cima do peito e fazendo *puraka*, erga a cintura e as costas e sustente seu peso apenas na cabeça e nos pés enquanto faz *rechaka* e *puraka* o máximo possível; esse é o 9º *vinyasa*. Então, fazendo *puraka* lentamente, deite-se; esse é o 10º *vinyasa*. Em seguida, fazendo *puraka* de novo, passe as pernas estendidas por cima da cabeça, pressione as mãos no chão nas laterais da cabeça, faça *rechaka*, erga a cabeça e role o corpo para trás com a força dos braços, então, entre no 4º *vinyasa* do primeiro *Surya Namaskara*; esse é o 11º *vinyasa*. Os próximos *vinyasas* são iguais aos dos *asanas* anteriores.

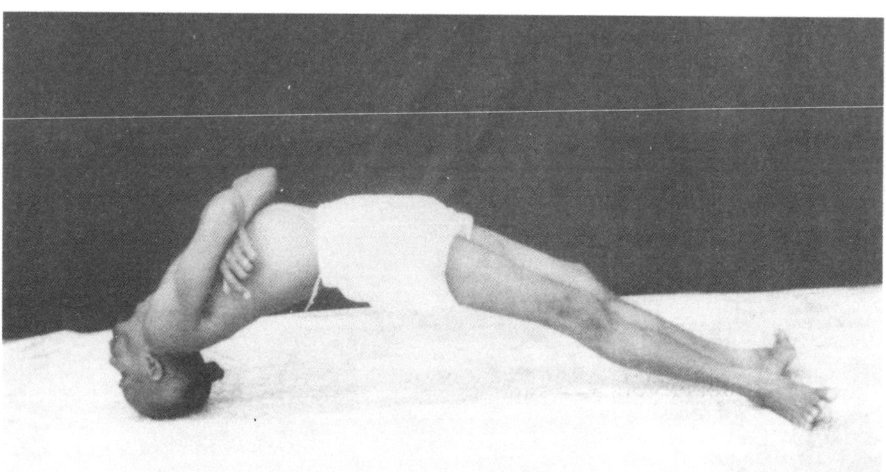

Setu Bandhasana

Benefícios

Setu Bandhasana purifica e fortalece a cintura e o pescoço, purifica o *chakra muladhara* [chacra da raiz] e aumenta o *jathara agni*, ou fogo digestivo. Também purifica o esôfago, o coração e os pulmões, fortalecendo-os.

Os *asanas* descritos até agora foram organizados sistematicamente e só devem ser praticados na ordem em que foram apresentados aqui, pois purificam todos os órgãos do corpo de uma maneira metódica. Um *asana* não deve ser praticado à custa de outro, pois, assim, os músculos de um lado do corpo se fortalecerão enquanto os do outro lado enfraquecerão. Em outras palavras, a ordem desses *asanas* deve ser seguida lealmente pelos aspirantes.

A maioria dos *asanas* que acabaram de ser descritos está relacionada ao yoga *chikitsa*, ou terapia do yoga. Os outros são *shodhaka* [purificantes]. Eles podem ser praticados por qualquer pessoa, tanto homens como mulheres, exceto as grávidas com mais de quatro meses de gestação.[11] Até mesmo os idosos que os praticarem com conhecimento perceberão seus corpos se tornarem mais leves e macios, e cada vez mais sob controle. Isso não significa, contudo, que os *asanas* devem ser aprendidos por meio de livros e imagens. Pelo contrário, devem ser praticados sob a orientação de um *satguru* benevolente. Repito isso muitas vezes para que os aspirantes se lembrem.

Após essa sequência inicial, os *asanas* posteriores geralmente podem ser feitos por qualquer pessoa. Os *asanas* descritos a seguir, em especial, devem ser praticados todos os dias por todas as pessoas. Praticar os *asanas* descritos anteriormente todos os dias também é uma boa ideia. Quando não houver muito tempo disponível, não é necessário praticar todos os *asanas*, mas os escolhidos devem ser praticados de uma maneira sistemática. Depois que a prática se torna sólida, é bom separar tempo suficiente todos os dias para a prática inteira. Mais uma vez, os *asanas* que

11. Os *asanas* que não devem ser praticados pelas mulheres grávidas são *Marichyasana* (D) e *Garbha Pindasana*.

descreverei a seguir devem ser praticados diariamente para se ter saúde.

32. Sarvangasana

Sarvangasana tem treze *vinyasas*, e o 8º é o seu estado. Como os próximos cinco *asanas* estão relacionados a *Sarvangasana*, descreverei os resultados deles coletivamente.

Método

Para começar, faça os seis primeiros *vinyasas* do primeiro *Surya Namaskara*. Em seguida, entrando no 7º *vinyasa* de *Paschimattanasana*, deite-se com os braços nas laterais do corpo e as pernas retas; esse é o 7º *vinyasa*, no qual *puraka* e *rechaka* devem ser feitos profundamente de quatro a cinco vezes. Em seguida, mantendo as pernas retas, unidas e firmes, lentamente as levante acima da cabeça fazendo *puraka* e sustente o peso do corpo apenas nos ombros, com as mãos segurando a cintura e os cotovelos pressionando o chão; esse é o 8º *vinyasa*. (No 8º *vinyasa*, o queixo deve pressionar o peito corretamente, as pernas devem estar retas, e os dedões e a ponta do nariz devem estar alinhados.) (Ver imagem na págima 131.) Permaneça nesse estado por cinco, dez, quinze ou até trinta minutos, fazendo *rechaka* e *puraka* profundamente.

Depois, abaixe as pernas na direção da cabeça, fazendo *rechaka*, posicione as mãos no chão nas laterais da cabeça, empurre as pernas para trás e, erguendo a cabeça, entre no 4º *vinyasa* do primeiro *Surya Namaskara*; esse é o 9º *vinyasa*. Em seguida, faça os *vinyasas* especificados nos *asanas* anteriores.

33. Halasana

Halasana tem treze *vinyasas*, e o 8º é o estado do *asana*.

Método

Faça os primeiros sete *vinyasas* descritos em *Sarvangasana*. Então, fazendo *puraka*, una as pernas e as erga como em *Sarvangasana* e, fazendo *rechaka* lentamente, leve as pernas até o chão por cima da cabeça, mantendo-as retas, encoste os pés no chão, entrelace os dedos atrás das costas com os braços retos e firmes, pressione o

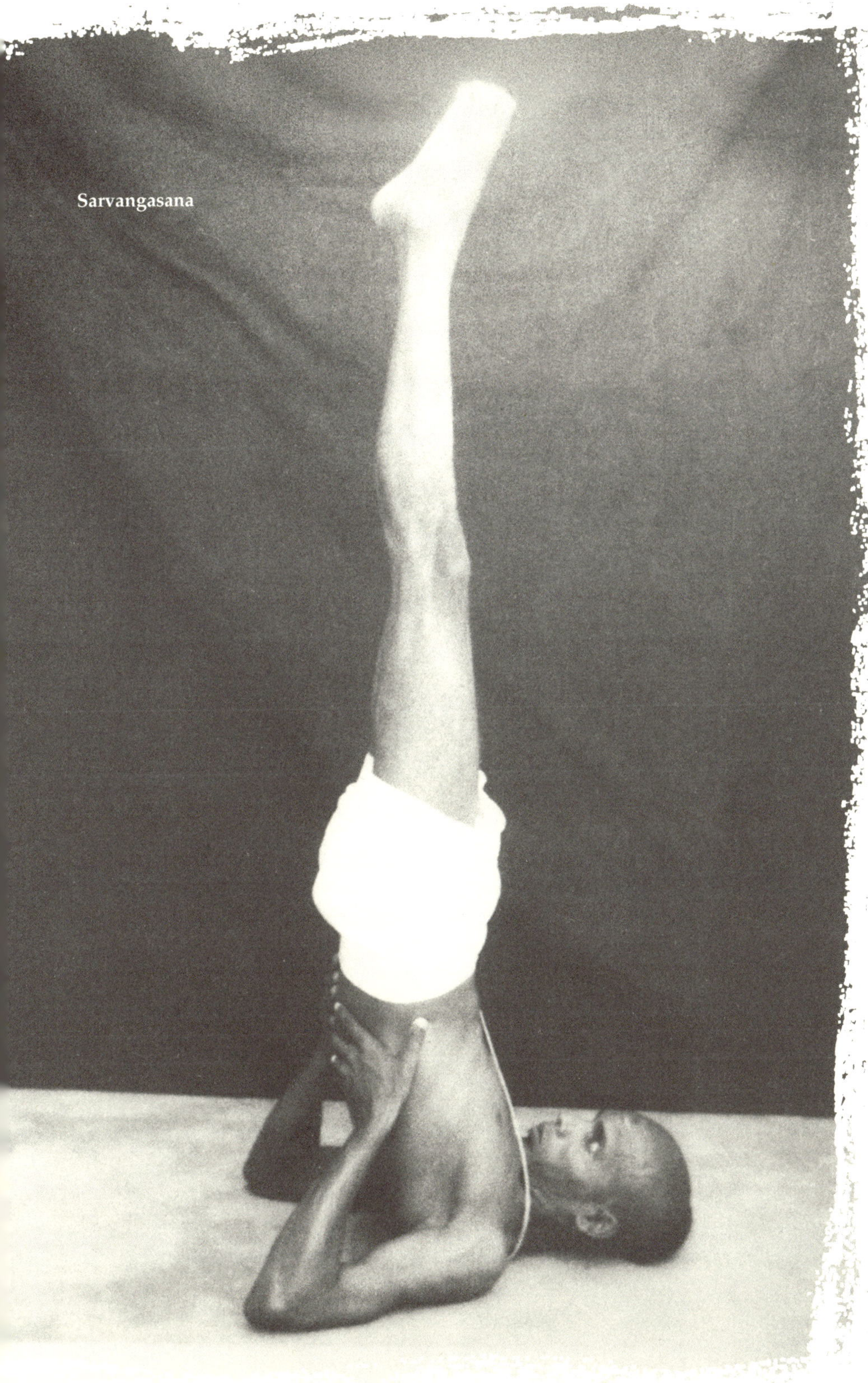

Sarvangasana

queixo no peito sem dobrar as pernas e faça *puraka* e *rechaka* profundamente, o máximo possível; isso constitui o 8º *vinyasa*. Os próximos *vinyasas* são iguais aos de *Sarvangasana*. Os aspirantes devem notar que tanto *rechaka* como *puraka* ocorrem no 8º *vinyasa*.

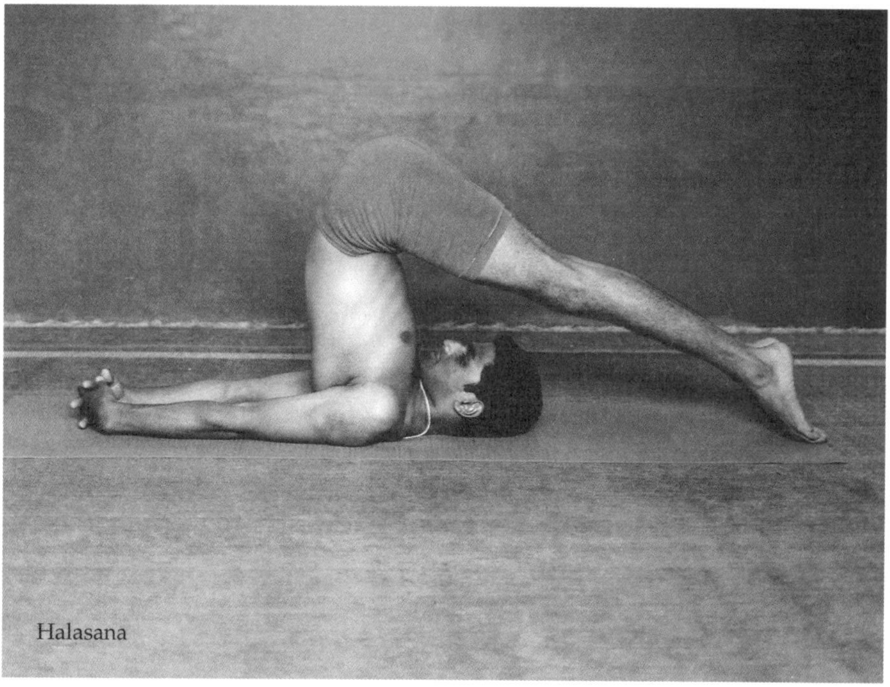

Halasana

34. Karnapidasana

Este *asana* tem treze *vinyasas*, e o 8º é o estado dele.

Método

Para começar, deite-se como em *Sarvangasana*; esse é o 7º *vinyasa*. Depois, fazendo *puraka*, faça o 8º *vinyasa* de *Sarvangasana*, que é o estado de *Karnapidasana*, e, fazendo *rechaka*, desça as pernas até o chão como em *Halasana*, leve os joelhos ao chão, pressione firmemente as orelhas com os joelhos, leve os braços ao chão, entrelace os dedos e faça *puraka* e *rechaka* o máximo possível; esse é o 8º *vinyasa*. No estado deste *asana*, é preciso contrair o abdômen totalmente, sem contrair o ânus, e também fazer *rechaka* e *puraka*.

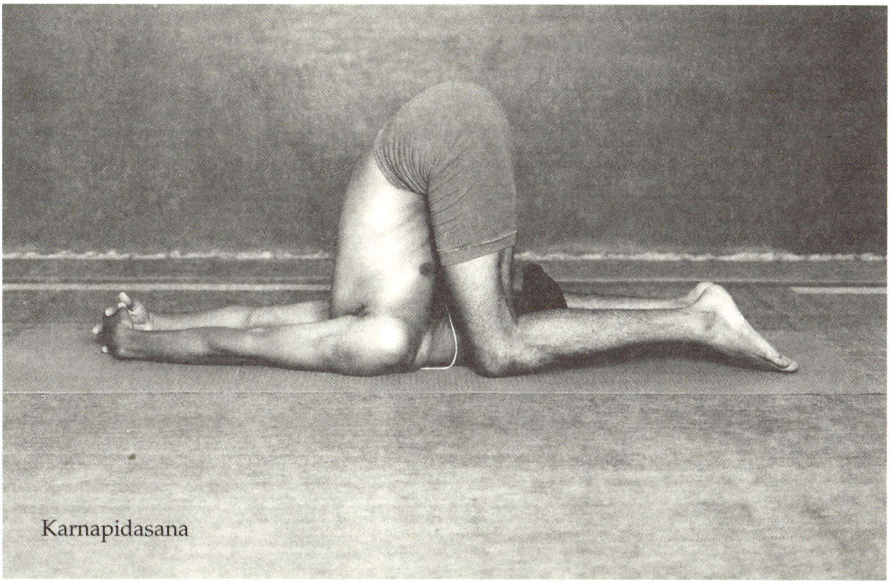

Karnapidasana

35. Urdhva Padmasana

Urdhva Padmasana tem catorze *vinyasas*, e o 9º é o seu estado.

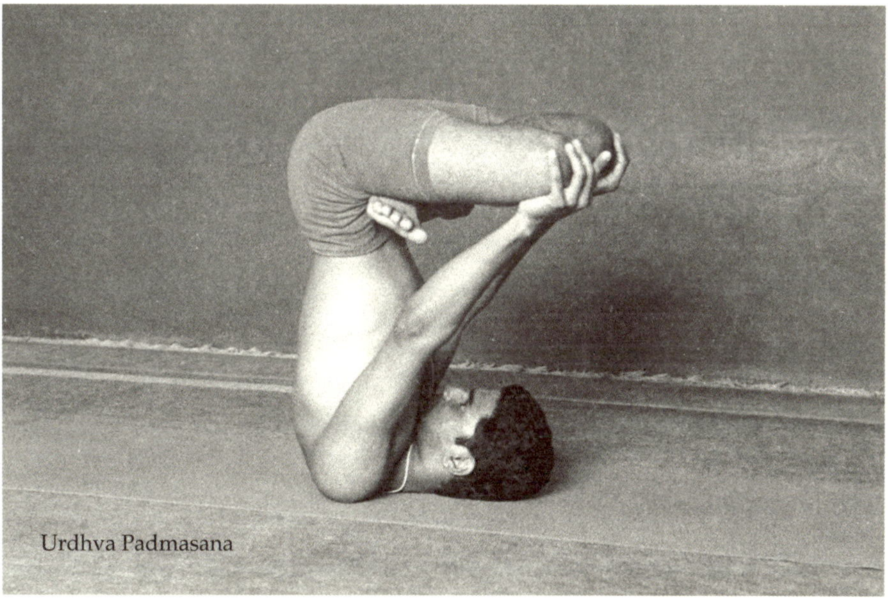

Urdhva Padmasana

Método

Faça todos os *vinyasas* descritos anteriormente até o estado de *Sarvangasana*; esse é o 8º *vinyasa*. Em seguida, mantendo o mesmo estado e fazendo *rechaka*, realize *Padmasana*; esse é o 9º *vinyasa*. Durante esse estado, contraia o ânus, retraia a barriga totalmente, segure os joelhos com as mãos, estenda os braços e lentamente faça *puraka* e *rechaka* o máximo possível. Então, fazendo *rechaka* e *puraka*, desdobre as pernas e entre no 4º *vinyasa* de *Sarvangasana*; esse é o 10º *vinyasa*. Os *vinyasas* subsequentes são os mesmos de *Sarvangasana*.

36. Pindasana

Pindasana tem catorze *vinyasas*. O 9º é o estado do *asana*.

Método

Primeiro, faça os *vinyasas* de *Urdhva Padmasana* descritos anteriormente até o 9º *vinyasa*; esse é o 8º *vinyasa*. Depois, fazendo *puraka* e depois *rechaka*, leve as pernas em *Padmasana* lentamente até a testa, coloque os braços ao redor das coxas, cercando o *Padmasana*, segure os pulsos firmemente, equilibre o corpo apenas nos ombros e, lentamente, faça *puraka* e *rechaka* o máximo possível; esse é o 9º *vinyasa*. Os *vinyasas* subsequentes são os mesmos de *Sarvangasana* (ver imagem na página 135).

A maioria das pessoas com algum conhecimento de yoga conhece *Sarvangasana*. Elas podem não conhecer o método dos *vinyasas*, mas creio que devem ter ouvido falar pelo menos do próprio *Sarvangasana*. No entanto, podem não conhecer a ordem em que os *asanas* relacionados à postura devem ser praticados, ou o ritmo com que *rechaka* e *puraka* devem ser feitos, ou quanto tempo dedicar à prática deles. Isso acontece porque aprendem a prática do yoga por meio de livros escritos por pessoas que querem disseminar a ciência do yoga por amor e respeito, mas que não o conhecem apropriadamente. Se lemos esses livros, percebemos que não há nenhuma relação entre um *asana* e outro nem descrições sobre *rechaka* e *puraka*. Além disso, nesses livros, há muitas diferenças entre os métodos de prática.

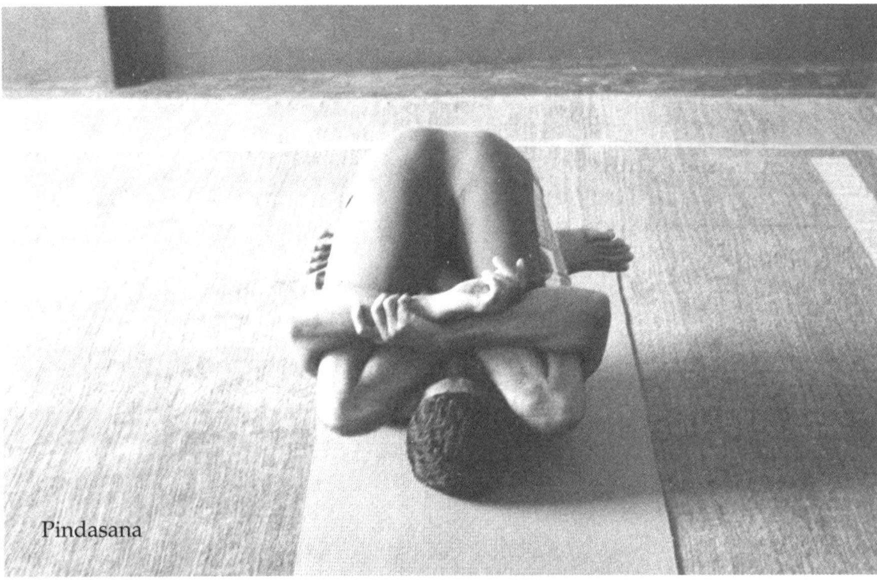

Pindasana

Eu acho que é melhor apresentar aos aspirantes um conhecimento preciso. Por isso, tentei escrever este livro de maneira que, se os leitores seguirem seus métodos adequadamente, vão se beneficiar das descrições. No mundo moderno, as pessoas têm muitos tipos de medos e noções imprecisas a respeito da ciência do yoga. Para amenizar esses medos e corrigir essas noções, o caminho do yoga deve a princípio ser praticado de acordo com as escrituras para que seus resultados sejam experimentados e, somente depois, transmitido para os outros. Como há muitas pessoas importantes com conhecimento da ciência do yoga, devem estimular seus discípulos, orientá-los no caminho correto e depois enviá-los para o mundo a fim de beneficiá-los. Não basta dizer: "Simplesmente faça; assim você terá resultados". É preciso saber demonstrar aquilo de que se fala. Esse é o objetivo principal do yoga.

Os *shastrakaras* referem-se a *Sarvangasana* e *Shirshasana* [*asana* 39] como "*viparita karani*".[12] Assim como o rei e os ministros de

12. "*Viparita karani*" significa invertido, virado ou funcionando de maneira contrária; refere-se à postura da vela e da parada de cabeça.

um país são importantes, esses dois *asanas* são essenciais para a prática de *yoganga* [os passos do yoga]. Assim, depois de começar com *Surya Namaskara* e passar para todos os outros *asanas*, deve-se terminar com esses sete *asanas*, e a ordem deles nunca deve variar: *Sarvangasana, Halasana, Karnapidasana, Urdhva Padmasana, Pindasana, Matsyasana* e *Uttana Padasana*.

Reiterando, esses sete *asanas* devem ser praticados sistematicamente. Depois de realizá-los, ninguém deve fazer um *asana* como *Paschimattanasana*. Somente os cinco *asanas* que acabaram de ser descritos e os seguintes — *Matsyasana, Uttana Padasana* e *Shirshasana* — devem ser praticados após todos os outros *asanas*. Não fazer isso pode ser prejudicial para o aspirante. Desse modo, é preciso praticar seguindo apenas os métodos especificados aqui. Essa é a regra, que nunca deve ser esquecida.

Benefícios dos asanas 32 a 36

Alguns dos cinco *asanas* que acabaram de ser descritos fortalecem os músculos do esqueleto, outros purificam diferentes partes do corpo, e há aqueles que purificam e fortalecem os *nadis* interiores, os chacras *sira, dhamani* [vasos sanguíneos e rede neural], os três *doshas*, o sistema digestório e o *jathara agni*.

Geralmente, o alimento que consumimos se mistura com a bile e é bem digerido, e assim a essência do alimento digerido se torna sangue. A transformação de trinta segundos de cada gota de sangue é a vitalidade, e a transformação de trinta segundos dessa vitalidade é chamada *bindu* [néctar; gotícula], que também é conhecida pelos iogues como *amrita bindu*, ou gota da imortalidade. *Amrita bindu* permeia todas as partes e os membros do corpo, fortalecendo, nutrindo e apaziguando todos eles. Enquanto *amrita bindu* permanece no corpo, a vida continua nele. Mas quando *amrita bindu* se atenua, a morte se aproxima. Como diz uma escritura, "*Maranam bindu patena jivanam bindu dharanat* [A queda da gota é a morte, enquanto reter *bindu* é vida]". Assim, precisamos primeiro preservar *amrita bindu*. Ele precisa ser purificado e preservado corretamente, e isso só pode ser conquistado pelo método de *Sarvangasana* e dos outros *asanas* descritos anteriormente. Esses cinco *asanas* purificam todas as partes do corpo e estimulam o *bindu* a permeá-lo. *Sarvangasana* purifica o coração, os pulmões e todas as outras partes do corpo ao esquentar o sangue. É provavelmente por isso que o *asana* se chama *Sarvangasana*.[13]

Com esses cinco *asanas*, o *chakra vishuddhi* [chacra da garganta], o coração, os pulmões, os membros, o sistema digestório e *jathara* se purificam, e alterações do vento vital como soluços, tosse seca, prisão de ventre e indigestão são prevenidas, assim como pressão alta. Além disso, previnem doenças como asma e males relacionados ao coração. Os médicos acreditam que mudanças nos *dosas vata, pitta* ou *kapha* causam doenças. Se há uma mudança no *dosa kapha*, o *kapha* defeituoso aumenta e se desloca até os pulmões, onde se solidifica e impede a respiração, fortalecendo o corpo. Essa doença resulta do contato com alimentos contaminados, de *vihara dosa* [recreação inadequada] ou do contato com pessoas contagiosas.

As doenças relacionadas ao coração e aos *nadis*, na opinião dos médicos, são *yapya* ou congênitas; elas são uma deformação de *prakriti* [natureza]. As curas médicas para *yapya* são inúteis; embora os tratamentos possam fazer uma pessoa se sentir melhor por um período, jamais serão totalmente bem-sucedidos. Assim como um espinho que é removido de uma perna usando outro espinho, essas doenças não são curáveis pela medicina. Os médicos alopáticos não são capazes de curá-las; e, depois de analisar os *shastras* do yoga, passaram a acreditar corretamente que muitos males físicos e mentais podem ser remediados com terapias naturais, o que é o caminho do yoga.

Sarvangasana cura todas as doenças, purifica o *chakra vishuddhi* e torna o *amrita bindu* mais firme. *Halasana* purifica os intestinos, a região da cintura e o canal da garganta, fortalecendo-os. Com um *asana* como *Sarvangasana*, problemas de garganta ou que podem afetar a garganta são destruídos, inclusive a incapacidade de pronunciar palavras corretamente, dor na garganta e doenças relacionadas ao coração. *Sarvangasana* também purifica a base da garganta (*kanta kupa*), previne engasgos e impede o surgimento de abcessos causados pelo calor interno. Além disso, os músicos que praticam este *asana* por certo período passam a cantar de maneira mais melodiosa e afinada.

---

13. *Sarvangasana* [*sarva*/todos + *anga*/membros + *asana*/postura].

Karnapidasana elimina doenças auriculares, como zumbido e aquelas que fazem o pus e o sangue fluir com frequência. Se estas são ignoradas, os homens perdem a audição gradualmente. Assim, é melhor curá-las o mais cedo possível com *Karnapidasana*.

Urdhva Padmasana purifica os canais anal e urinário e deixa mais firme a seção anterior da coluna vertebral.

Pindasana purifica o baixo-ventre, a coluna vertebral, o fígado, o baço e o estômago.

Os cinco *asanas* associados a *Sarvangasana* envolvem uma flexão do corpo para a frente. Os dois próximos, *Matsyasana* e *Uttana Padasana*, flexionam o corpo para trás.

Os cinco *asanas* descritos anteriormente devem ser praticados sistematicamente. Depois de praticá-los, o aspirante não deve realizar outros *asanas*, como *Paschimattanasana*. Depois desses cinco, deve-se praticar *Matsyasana, Uttana Padasana* e *Shirshasana*. Fazer algo diferente disso é prejudicial ao aspirante. Assim, durante a prática, deve-se seguir o método descrito aqui. Esse é o *niyama* [regra] que o aspirante jamais deve esquecer.

37. Matsyasana

Matsyasana tem treze *vinyasas*; o 8º é o estado do *asana*.

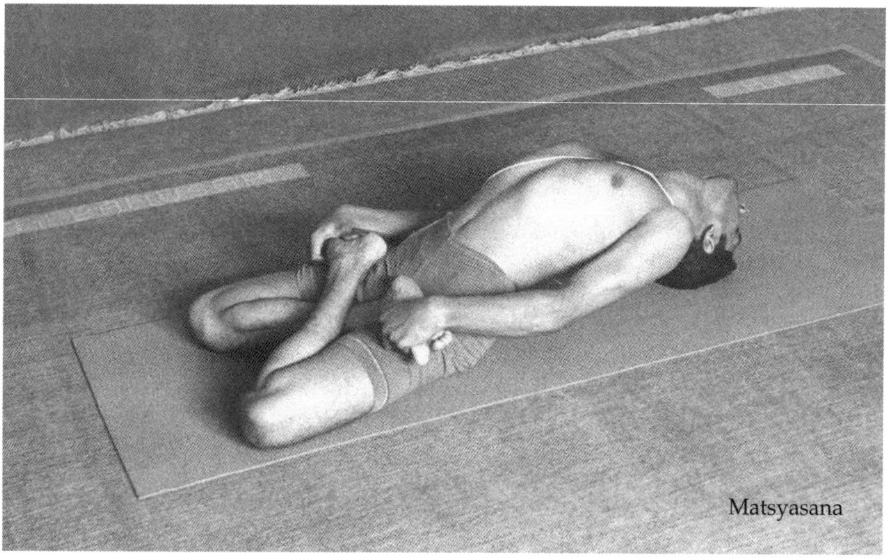

Matsyasana

Método

Para começar, deite-se como em *Sarvangasana*; esse é o 7º *vinyasa*. Depois, fazendo *puraka* e *Padmasana*, pressione as mãos no chão nas laterais da cabeça e, fazendo *rechaka*, erga a cabeça e encoste o topo dela no chão, curve as costas tirando a cintura do chão, segure os pés, estenda os braços e faça *puraka* e *rechaka* o máximo possível; esse é o 8º *vinyasa*. Depois, faça *puraka* e então *rechaka*, abaixe a cabeça, tire as pernas da postura de *Padmasana*, segure as pernas e os pés como em *Halasana*, posicione as mãos ao lado das orelhas e role para entrar no 4º *vinyasa* do primeiro *Surya Namaskara*; esse é o 9º *vinyasa*, que é chamado *Chakrasana*. Os próximos *vinyasas* são iguais aos dos *asanas* anteriores.

38. Uttana Padasana

Uttana Padasana tem treze *vinyasas*. O 8º é o estado do *asana*.

Método

Faça todos os *vinyasas* do começo de *Sarvangasana* até o 7º *vinyasa*, que também é o 7º *vinyasa* de *Uttana Padasana*. Então, como em *Matsyasana* descrito antes, erga a cabeça, encoste o topo dela no chão, arqueie as costas, estenda as pernas, como em *Navasana*, estenda os braços em paralelo com as pernas, junte as palmas, enrijeça o corpo inteiro e faça *rechaka* e *puraka* o máximo possível; esse é o 8º *vinyasa*. Depois, faça o 9º *vinyasa* de *Matsyasana* e role para entrar no 4º *vinyasa* do primeiro *Surya Namaskara*; esse é o 9º *vinyasa*. Os próximos *vinyasas* são iguais aos dos *asanas* anteriores.

Benefícios dos asanas 37 e 38

Matsyasana e *Uttana Padasana* compensam os primeiros cinco *asanas* que os precedem e removem as dores dos ombros e da cintura que resultam da prática deles. Também purificam o esôfago, o ânus, o fígado e o baço, além de fortalecer a cintura e o pescoço. *Matsyasana* e *Uttana Padasana* devem ser praticados depois de se completar *Sarvangasana* e similares.

Descrevi cada um dos sete *asanas* anteriores e seus métodos de *vinyasa* separadamente para ajudar os praticantes a entendê-los.

Não é necessário, porém, fazer todos os *vinyasas* especificados para cada *asana*, pois isso demoraria muito tempo. Em vez disso, a pessoa deve praticar para consolidá-los após ter assimilado com clareza a importância da regularidade de *rechaka* e *puraka*. Assim, após *Sarvangasana*, deve-se fazer *Halasana* e depois entrar no estado de *Karna Pindasana*, seguido de *Urdhva Padmasana* e *Pindasana* e, ao terminar o *puraka*, deve-se entrar no estado de *Matsyasana* enquanto se faz *rechaka*. Em seguida, passa-se para o estado de *Uttana Padasana* e, por fim, fazendo *puraka* e *rechaka*, realiza-se *Chakrasana*. Os praticantes devem se lembrar desse método.

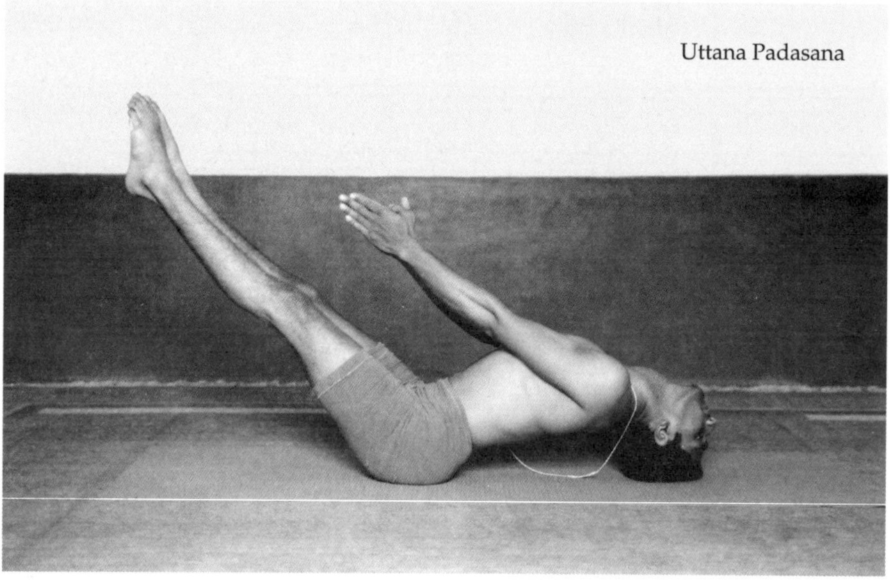

Uttana Padasana

39. Shirshasana

Algumas pessoas chamam este *asana* de *Kapalasana* ou *Viparita Karani*, mas como é mais conhecido como *Shirshasana*, também o chamaremos assim. *Shirshasana* tem treze *vinyasas*; o 8º constitui seu estado. (Grávidas não devem praticar este *asana*.)

Método

Enquanto vai do 6º ao 7º *vinyasa* do primeiro *Surya Namaskara*, fazendo *puraka*, sente-se nos joelhos, entrelace os dedos e apoie os

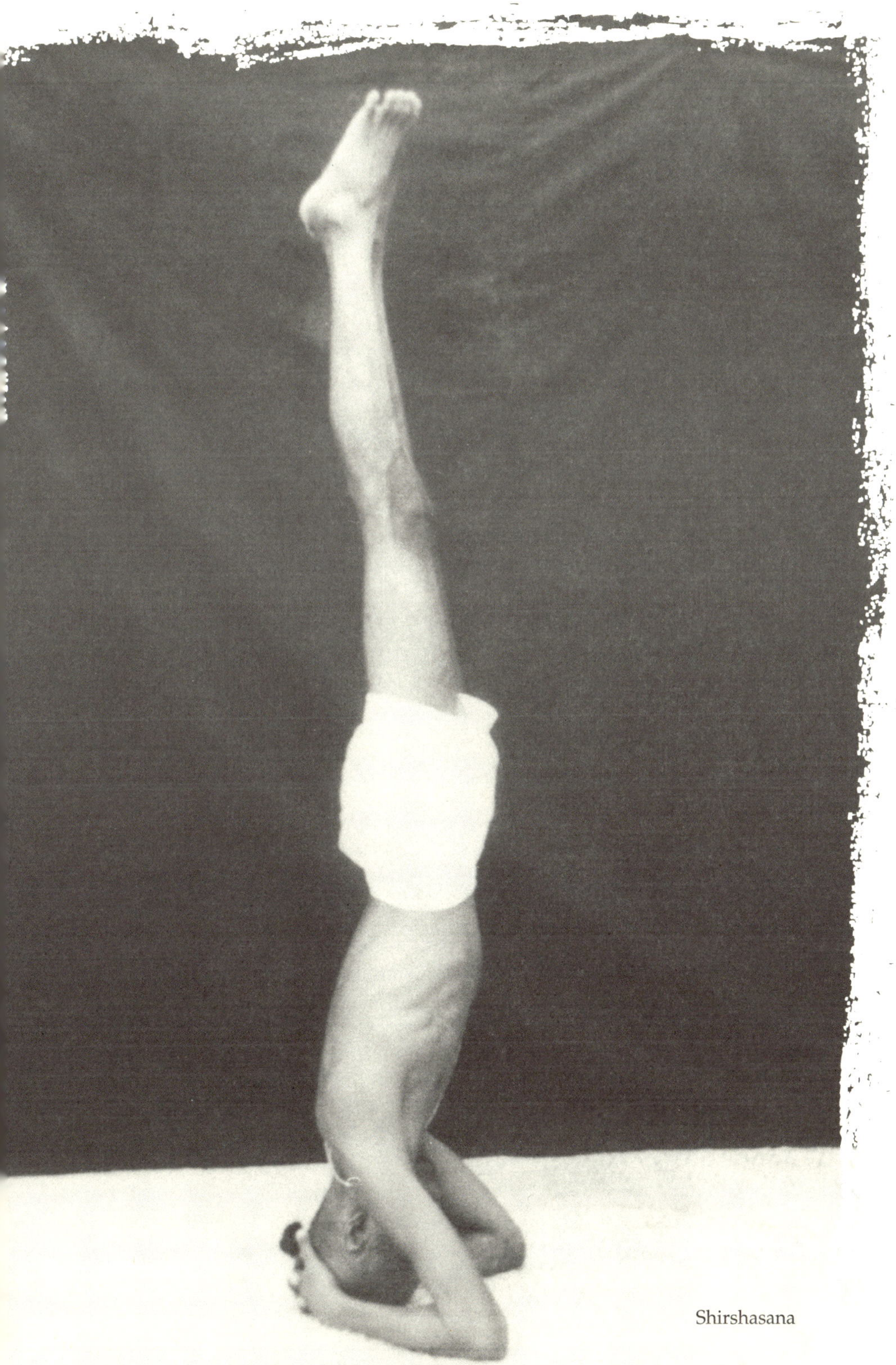

Shirshasana

cotovelos no chão; esse é o 7º *vinyasa*. Em seguida, fazendo *rechaka* e depois *puraka*, encoste o topo da cabeça no chão com as mãos entrelaçadas apoiando a parte de trás da cabeça e, fazendo *rechaka* e *puraka* de novo, estenda as pernas e, mantendo-as juntas e retas, erga-as com a força dos braços, enrijeça o corpo, deixe os pés em ponta e permaneça com o corpo ereto usando a força dos braços; esse é o 8º *vinyasa*, e durante ele *rechaka* e *puraka* devem ser feitos lentamente e quantas vezes for possível. Então, fazendo *rechaka* lentamente, leve os pés de volta até o chão e descanse com os glúteos nos calcanhares e a cabeça no chão por dois minutos. Depois, fazendo *puraka* e *rechaka*, salte para entrar no 4º *vinyasa* do primeiro *Surya Namaskara*; esse é o 9º *vinyasa*. Os próximos *vinyasas* são iguais aos descritos anteriormente.

Os praticantes devem notar que *Shirshasana* não é somente apoiar a cabeça no chão e erguer as pernas, ficando de cabeça para baixo; isso é simplesmente errado. De fato, ninguém deve se enganar achando que *Shirshasana* é um *asana* fácil. O método correto de praticá-lo deve ser aprendido com cuidado. Por exemplo, *o corpo inteiro deve ser sustentado somente com a força dos braços*. Se o peso inteiro do corpo está na cabeça, a circulação sanguínea do coração, que flui corretamente para os membros, não conseguirá chegar aos *nadis* sutis do topo da cabeça, que está pressionada no chão. Então, após a descida do estado do *asana*, pode ser que os *nadis* sutis do cérebro sejam prejudicados pelo fluxo repentino de sangue quando a cabeça for levantada. Isso pode impedir o desenvolvimento intelectual e corporal e levar a delírios, anormalidades mentais, doenças ou encurtamento da vida. Portanto, os praticantes devem realizar este *asana* com conhecimento e muito cuidado. Algumas pessoas, ignorando o método correto, praticam *Shirshasana* depois de ver o *asana* num livro ou numa foto e se sujeitam a muitos problemas, causando medo até mesmo naqueles que praticam o *asana* corretamente, como testemunhei. Também deparei com situações em que muitos males resultantes da prática incorreta deste *asana* foram curados depois que o praticante aprendeu o método correto. Assim, reitero que os praticantes devem tomar muito cuidado com *Shirshasana*.

Alguns dizem que os praticantes devem permanecer nesse *asana* durante apenas dois a cinco minutos; caso contrário, ele pode fazer mal. No entanto, devo enfatizar que isso não é correto, pois uma escritura diz: "*Yama matram vashe nityam* [Podemos permanecer em (*Shirshasana*) por três horas]". Essa opinião é corroborada pela experiência e por pessoas que conhecem bastante as escrituras. E também é a opinião correta. Um *yama* equivale a três horas. Para conseguir permanecer em *Shirshasana* por três horas, o praticante deve começar fazendo o *asana* por cinco minutos, depois dez e depois quinze, ou seja, deve aumentar gradualmente a duração do estado de *Shirshasana*, acrescentando cinco minutos de cada vez. Dessa maneira, e com uma prática lenta ao longo de muitos dias, meses e anos, o aspirante deve conseguir permanecer no *asana* por três horas completas. Quando praticado dessa maneira, *Shirshasana* nutre o corpo, os órgãos dos sentidos, a mente e o intelecto, estimulando o desenvolvimento deles. No entanto, se o praticante permanecer em *Shirshasana* por um período de um a cinco minutos, ou até mesmo menos de um minuto, não alcançará esses benefícios.

No estado de *Shirshasana*, tanto o baixo-ventre como o ânus devem ser totalmente retraídos e contraídos — em outras palavras, é preciso fazer *mula bandha*. Além disso, o corpo inteiro deve permanecer ereto, e *rechaka* e *puraka* devem ser realizados profundamente, sem *kumbhaka*.

Benefícios

Com a prática de *Shirshasana*, os *nadis* sutis da cabeça — ou seja, aqueles relacionados ao cérebro e aos órgãos sensoriais, como os olhos — são purificados por um fluxo de sangue morno, e assim o poder da memória aumenta. As doenças oculares são destruídas, os olhos brilham e a hipermetropia melhora. Os cinco órgãos dos sentidos também se purificam. Além disso — e somente com este *asana* —, o *bindu* que resulta da transformação do alimento em sangue, preservado com alimentos puros e ar fresco (duas coisas necessárias para a sobrevivência do corpo), consegue chegar ao *chakra sahasrara* (o sétimo chacra, o mais alto, em que acontece a iluminação espiritual). Pessoas instruídas consideram que a atenuação de *amrita bindu* é a morte e que sua preservação é a vida. Assim, é melhor preservá-lo. Enquanto houver *bindu* puro em nossos corpos, a juventude se manifestará em nós. Como a experiência já demonstrou muitas vezes, praticar constantemente ao longo de muito tempo não apenas dota o corpo de força e brilho como aumenta a força intelectual. Isso é afirmado pelo *shastra* do yoga: "*Maranam bindu patena / Jivanam bindu dharanat / Tasmat sarvaprayatnena / Bindu dharanam abhyaset* [A perda de *bindu* é a morte / e a preservação dele, a vida / Então, obviamente / a manutenção do *bindu* deve ser preservada]".

Repetindo, com a perda do *bindu* vem a morte; com a retenção dele, temos a vida. Assim, os homens devem praticar para preservá-lo o máximo possível. E preservar o *bindu* é o que *Shirshasana* faz. Porém nenhum texto, por maior que seja, é capaz de transmitir a utilidade deste *asana*. A prática dele traz felicidade para o aspirante. É impossível tentar descrever a doçura do açúcar. A experiência da doçura só é possível quando se prova o açúcar, até mesmo no caso de Brahma [Deus]. Assim como as pessoas sentem a doçura do açúcar quando o comem, também vivenciam a felicidade deste *asana* ao praticá-lo.

Como mencionei antes, existem diferentes opiniões sobre a prática de *Shirshasana* e outros *yogasanas*. Algumas pessoas dizem que uma prática excessiva de *Shirshasana* pode levar a delírios e outros males, como o enfraquecimento do coração. Na verdade, alegam que é prejudicial praticar este *asana* por qualquer intervalo de tempo. Essa, pelo menos, é a teoria proposta por livros escritos por pessoas ávidas por fama que talvez nem pratiquem yoga, ou que se autodenominam iogues por causa de alguma ligação com a ciência do yoga. E, até certo ponto, as palavras delas são verdadeiras, pelo menos para aqueles que acham que estão praticando *Shirshasana* ao colocar a cabeça no chão e as pernas no ar, quando bate a vontade.

Não surpreendentemente, essas teorias criam muito medo nas pessoas que têm zelo, devoção divina e desejo de praticar o yoga, e aqueles que as propagam se tornam famosos e renomados. Afinal, quando alguém conquista algo que os outros não conseguiram, a fama não é um resultado? No entanto, essas noções irracionais não têm nenhum fundamento. Se houvesse algum perigo no yoga, as pessoas teriam perdido o interesse por essa ciência há muito tempo, tornando-se indiferentes à prática, e declarariam que as afirmações do yoga, as afirmações dos maiores iogues, como Patanjali, não passam de mitos.

Contudo, como pode haver algum risco para alguém que segue o caminho daqueles que estudaram os *shastras* completamente, da maneira correta e tradicional, e que entenderam o significado deles? Como pode ser prejudicial ler as escrituras corretamente, compreendê-las da maneira certa, praticar por muitos anos sob a orientação de um guru devoto e adquirir experiência seguindo o caminho dessas pessoas? Pois as grandes almas do mundo, por conhecerem a verdadeira natureza do yoga a princípio por experiência, decidiram ajudar os outros e não buscar nada do mundo além disso, labutando sem cessar, renunciando a todos os prazeres e à riqueza, por acharem que esse serviço altruísta é o verdadeiro objetivo do homem. Assim, como essas grandes almas são os ajudantes do mundo, seguir o caminho delas e aprender as escrituras corretamente não representam nenhum risco.

Há também alegações de que pessoas com mais de quarenta anos não devem praticar *Shirshasana* nem qualquer tipo de yoga. Essas alegações não são fundamentadas pela experiência nem pelos *shastrakaras*. Afinal, grandes profetas, como Patanjali, trouxeram até nós a ciência do yoga para curar doenças e, muito naturalmente, os seres encarnados tendem a ter algumas enfermidades. Homens com mais de quarenta anos não sofrem de nenhuma doença?

O corpo é a moradia da doença. Se ele está cansado por falta de comida, sono ou algo assim, ou por causa de grandes dificuldades ou pobreza, alguma doença o acometerá. Desse modo, é essencial curá-lo de suas enfermidades. A partir desse ponto de vista, à medida que a mente enfraquece na velhice, os órgãos dos sentidos também enfraquecem. Quando a mente está fraca, as doenças surgem no corpo com facilidade. Então, uma cura mental é algo obrigatório. Em suma, não há restrição de idade para a prática do yoga. Como dizem os *shastrakaras*: "*Yuva vrddho'tivrddho va vyadito durbalo'pi va / Abhyasat siddhim apnoti / Sarvayogeshvatandritah* [Qualquer pessoa que não se canse e pratique continuamente o yoga pode atingir a perfeição, seja jovem, maduro, velho, ou mesmo doente e fraco]".[14] Isso significa que, seja a pessoa jovem ou velha (aqui "velha" significa mais de 60 anos, e "muito velha", mais de 90), homem ou

14. Svamin Svatmarama, *Hatha Yoga Pradipika*. Trad. Roberto Martins. São Paulo, Mantra, 2017, verso 1.64. (N.T.)

mulher, quer ela sofra ou não de alguma doença ou de fraqueza, se ela pratica yoga, é possível alcançar a perfeição. Na verdade, todos — homens e mulheres de todas as idades, doentes ou fracos — podem praticar yoga, exceto os preguiçosos.

Por fim, alguns livros alegam que *Shirshasana* deve ser o primeiro *asana* a ser realizado pelos praticantes, sendo seguido pelos outros. Isso é contrário às escrituras e não é corroborado pela experiência. Além disso, essa alegação é feita por quem não conhece a natureza do corpo. *Shirshasana* sempre cria paz de espírito e alivia a fadiga do corpo. De acordo com especialistas da aiurveda e pessoas mais experientes desse ramo, praticar *Shirshasana* assim que se acorda, antes das 5h da manhã, antes de fazer as abluções, pode causar todo tipo de problema. Isso acontece porque geralmente os alimentos que digerimos à noite, que são responsáveis pela nutrição do corpo, são transformados nos sete *dhatus*. Os alimentos ingeridos durante o dia não são tão eficazes para esse propósito. Para que o alimento que ingerimos seja digerido e, portanto, se junte ao nosso sangue, deve se unir à bile do fígado; é somente quando a bile se mistura com o nosso alimento que ele é digerido e transformado nos sete *dhatus*. Aquilo que ingerimos e que o corpo não aproveita é eliminado na forma de fezes, urina, suor e muco. Para que a bile produzida pelo fígado se junte ao nosso alimento, precisa sair do fígado. Até que a bile se misture com o alimento, digerindo-o, e depois volte para sua fonte, ou seja, o fígado, é necessário evitar coisas que causem a *pitta vikara* [atividades que agravam o fígado e criam excesso de calor]. Essa é a regra. Assim, se a pessoa faz *Shirshasana* logo após acordar, enquanto a bile ainda permeia os membros do corpo, sem fazer primeiro o *Surya Namaskara* e os outros *asanas*, a bile não volta para o fígado — ela flui em várias direções e prejudica o cérebro. Se a pessoa pratica primeiro o *Surya Namaskara* e depois os outros *asanas*, no entanto, o sangue dela se aquece e se purifica, fluindo para todas as partes do corpo e diminuindo a agitação da bile. Então, se a pessoa pratica os sete *asanas* de *Sarvangasana* e depois *Shirshasana*, o coração, o intelecto e a mente se desenvolvem, prevenindo danos ao cérebro e garantindo uma vida longeva. Portanto, os praticantes nunca devem praticar o *Shirshasana* primeiro. Ademais, depois do *Shirshana*, devem apenas se sentar em *Padmasana* e fazer *pranayama* e similares, mas nenhum *asana* a mais. Caso contrário, o perigo é garantido.

40. Baddha Padmasana

Baddha Padmasana é o *asana* que deve ser praticado após *Shirshasana*. Existem dois tipos: *Baddha Padmasana* e *Kevala* [simples] *Padmasana*. Em *Baddha Padmasana*, há *Yoga Mudra*, que é terapêutico para doenças. *Padmasana* é útil para práticas como *dhyana* [meditação] e *pranayama*. Também é útil para as práticas dos *bandhas* e *mudras*. *Baddha Padmasana* tem dezesseis *vinyasas*; o 8º é seu estado, e o 9º é *Yoga Mudra*, que é muito importante. Os praticantes devem prestar atenção nisso.

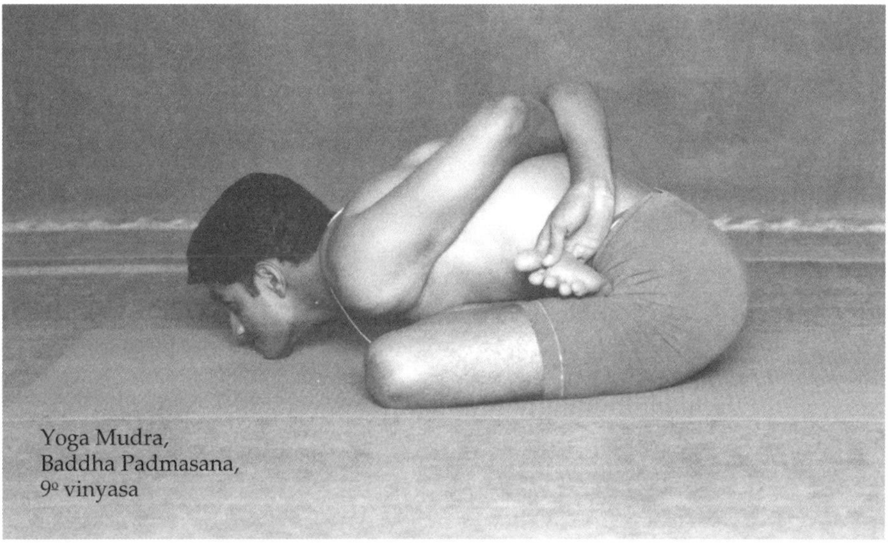

Yoga Mudra, Baddha Padmasana, 9º vinyasa

Método

Para começar, faça os seis primeiros *vinyasas* do primeiro *Surya Namaskara*. Depois, sente-se e estenda as pernas como em *Paschimattanasana*, endireite as costas e o peito e faça *rechaka* e *puraka*; esse é o 7º *vinyasa*. Em seguida, posicione o pé direito na coxa esquerda e o pé esquerdo na coxa direita, pressione os calcanhares no baixo-ventre dos dois lados do umbigo, coloque os braços ao redor das costas, segure o dedão esquerdo com a mão esquerda e o dedão direito com a mão direita, empurre o peito para a frente, endireite a

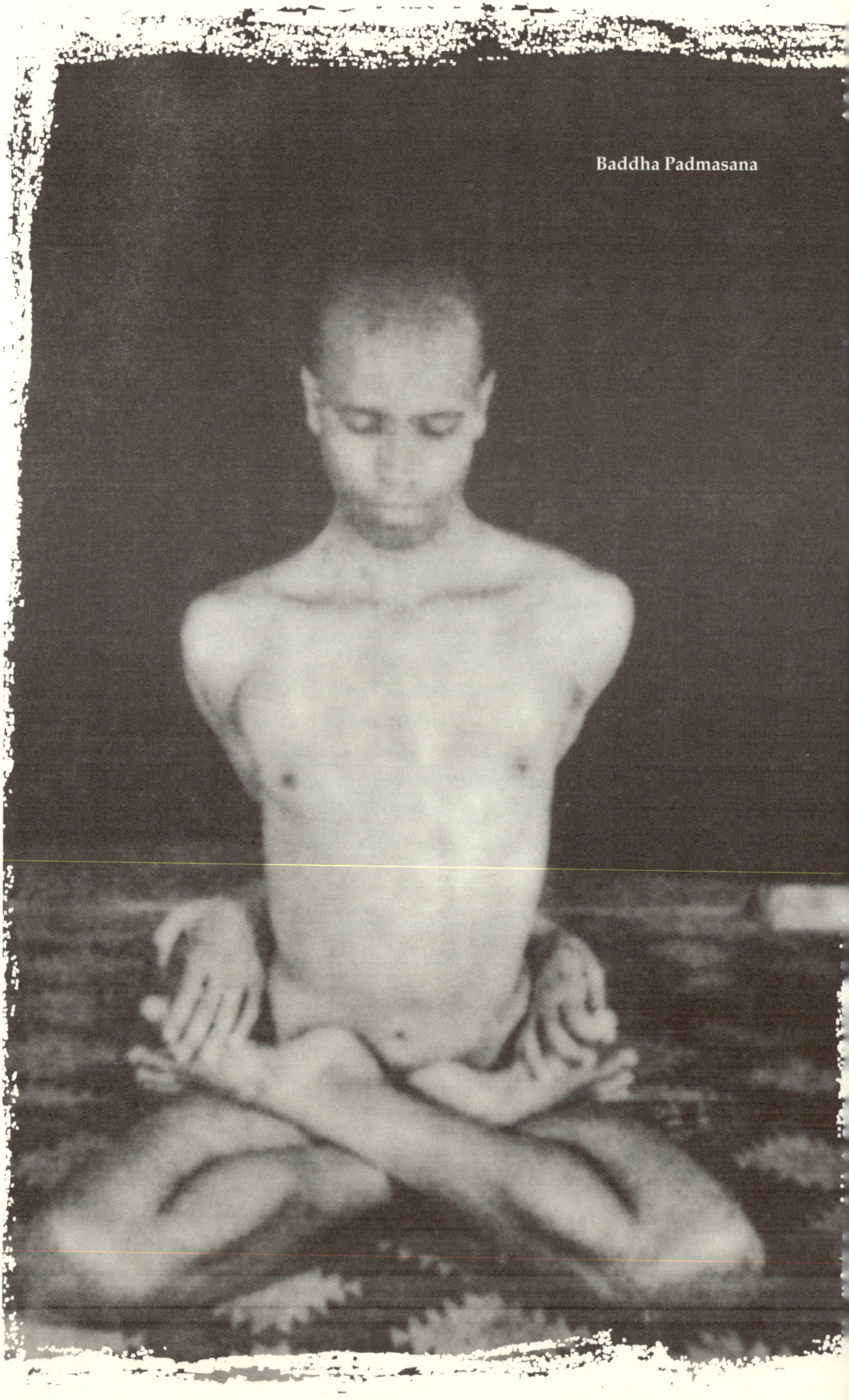

Baddha Padmasana

coluna vertebral e a cintura, curve o pescoço para a frente fazendo o queixo pressionar o peito e faça *rechaka* e *puraka* profundamente; esse é o 8º *vinyasa*. Depois, fazendo *rechaka* lentamente, posicione o queixo no chão, retraia completamente o umbigo, endireite e leve o corpo totalmente para a frente e faça *puraka* e *rechaka*; esse é o 9º *vinyasa*, que é conhecido como *Yoga Mudra*. Depois, fazendo *puraka* e sem soltar os dedões, erga a cabeça, sente-se com a postura ereta e encha o peito; esse é o 10º *vinyasa*. Os próximos *vinyasas* são iguais aos dos *asanas* anteriores.

41. Padmasana

Kevala Padmasana, ou *Padmasana* simples, como este *asana* é chamado, é útil para a prática de *pranayama*, *dhyana*, *sandhya vandana* (ritual brâmane realizado ao amanhecer e no crepúsculo) e *puja* (louvor), entre outros. Para essa prática, é preciso se sentar em *Kevala Padmasana* depois de fazer *Baddha Padmasana*.

Método

Para começar, faça os *vinyasas* anteriores para *Baddha Padmasana* até o 7º *vinyasa*. Depois, posicione o pé direito na coxa esquerda e o pé esquerdo na coxa direita, pressione os calcanhares no baixo-ventre dos dois lados do umbigo, deixe os joelhos apoiados no chão, posicione as mãos nos joelhos, sente-se e alinhe as costas, o peito e a cintura; isso é *Padmasana*, e, durante este *asana*, *rechaka* e *puraka* devem ser feitos de maneira lenta e profunda o máximo de vezes possível. Os próximos *vinyasas* são iguais aos dos *asanas* anteriores.

Benefícios de *Baddha Padmasana* e *Padmasana*

Quando no 9º *vinyasa* de *Baddha Padmasana*, ou *Yoga Mudra*, a pessoa deve meditar na sua divindade escolhida (*ishta devata*), enquanto direciona o olhar para o espaço entre as sobrancelhas e faz *rechaka* e *puraka* o máximo possível. Isso é importante. Com a prática de *Baddha Padmasana*, o fígado e o baço se purificam, a coluna vertebral se endireita e o canal anal é remediado. Assim, por ser fácil de fazer e bastante útil, sua prática é desejável para todos, de jovens a velhos. A importância de *Baddha Padmasana* foi afirmada nas *Upanishads*.

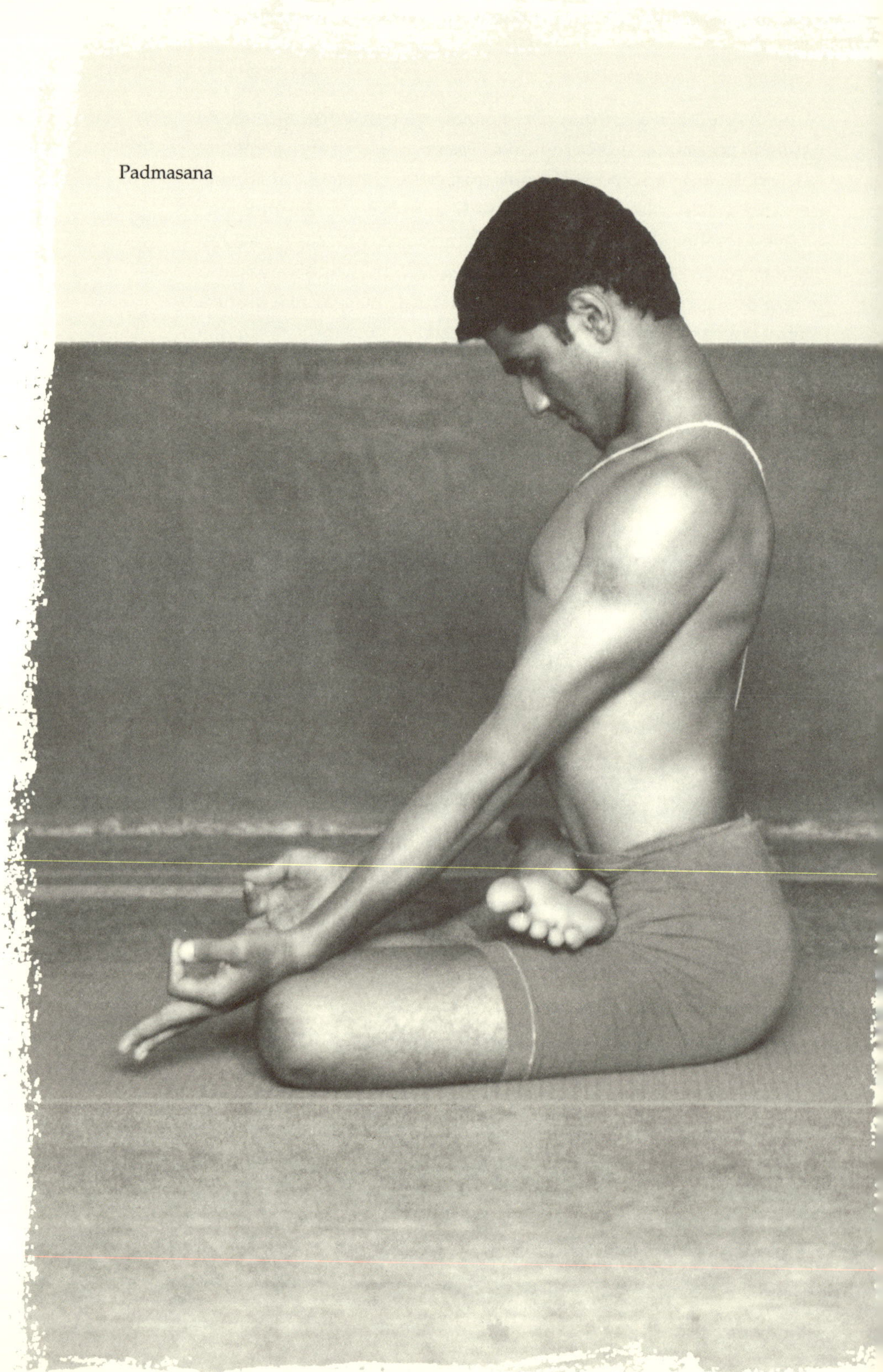
Padmasana

Os sábios e profetas de obras como *Yoga Yagnavalkya* e *Yoga Vashishta* afirmaram que a prática de *Padmasana* destrói não apenas as doenças do corpo como também grandes pecados. De acordo com eles, isso é certo. Assim, como *Padmasana* é o melhor *asana* e o mais importante, e fácil de ser praticado em todos os aspectos, deve ser realizado por todos.

42. Uth Pluthi

Embora não seja realmente um *asana*, *Uth Pluthi* é altamente benéfico.

Método

No final de *Padmasana*, sem soltar as pernas, pressione as mãos com firmeza no chão dos dois lados das coxas e, somente com a força das mãos, tire o corpo do chão e permaneça assim, nessa posição, fazendo *rechaka* e *puraka* totalmente, o máximo possível. Os braços, a coluna e o pescoço devem estar completamente retos, com o queixo levemente inclinado para baixo, e o olhar deve focar a ponta do nariz. Em seguida, salte para trás entrando no 4º *vinyasa* do primeiro *Surya Namaskara* e siga os *vinyasas* descritos nos *asanas* anteriores. Por fim, salte por entre os braços, deite-se e descanse durante cinco minutos. Isso conclui a prática.

Benefícios

Uth Pluthi é útil para fortalecer a cintura e aperfeiçoar o controle abdominal e anal. Os três *granthis*, localizados no sacro, abrem-se completamente aos poucos.

Os *asanas* detalhados até aqui, que têm uma natureza curativa, agora foram descritos da maneira mais completa possível. Eles costumam pertencer à parte do método do yoga chamada *roga* [doença] *chikitsa*, que é útil para a cura de doenças. Dos *asanas* da segunda série, que não são descritos neste livro, alguns pertencem a *roga chikitsa* e outros são *shodaka* ou purificantes. Vários *asanas* da terceira série, que também não é descrita aqui, também são purificantes, enquanto outros são capazes de destruir terríveis doenças ou manter a firmeza do corpo. Os *asanas* analisados

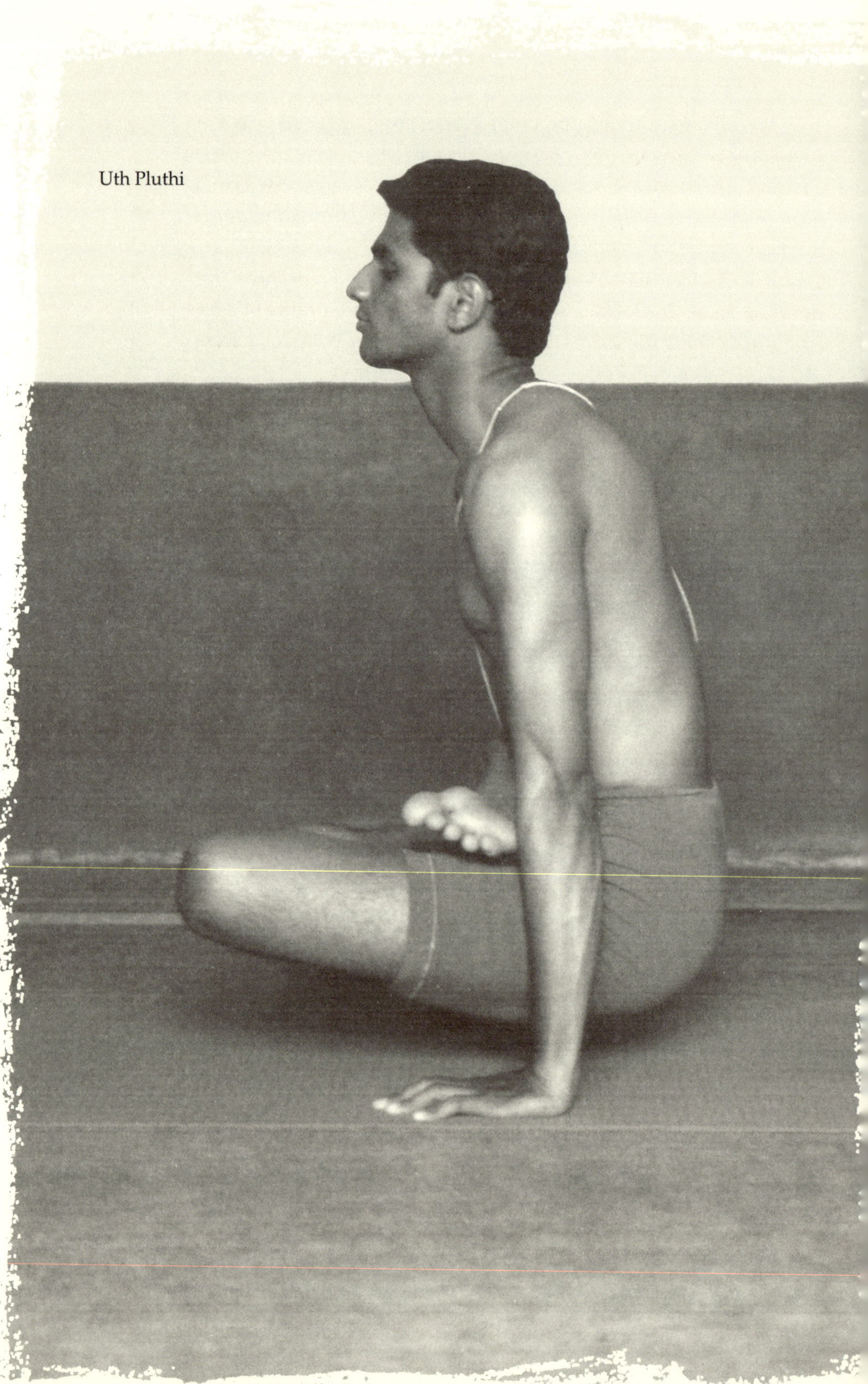

Uth Pluthi

neste livro, como *Sarvangasana, Halasana, Karnapidasana, Urdhva Padmasana, Pindasana, Matsyasana, Uttana Padasana, Shirshasana* e *Padmasana*, só devem ser praticados depois que os outros *asanas* forem realizados. Depois desses nove *asanas*, nenhum outro *asana* deve ser feito. (Aqueles que só fazem uma quantidade limitada de *asanas* todos os dias certamente devem incluir esses nove na prática.) Se os praticantes seguem esse conselho e praticam com cuidado os *asanas* descritos anteriormente, têm os recursos necessários para obter prosperidade material e espiritual.

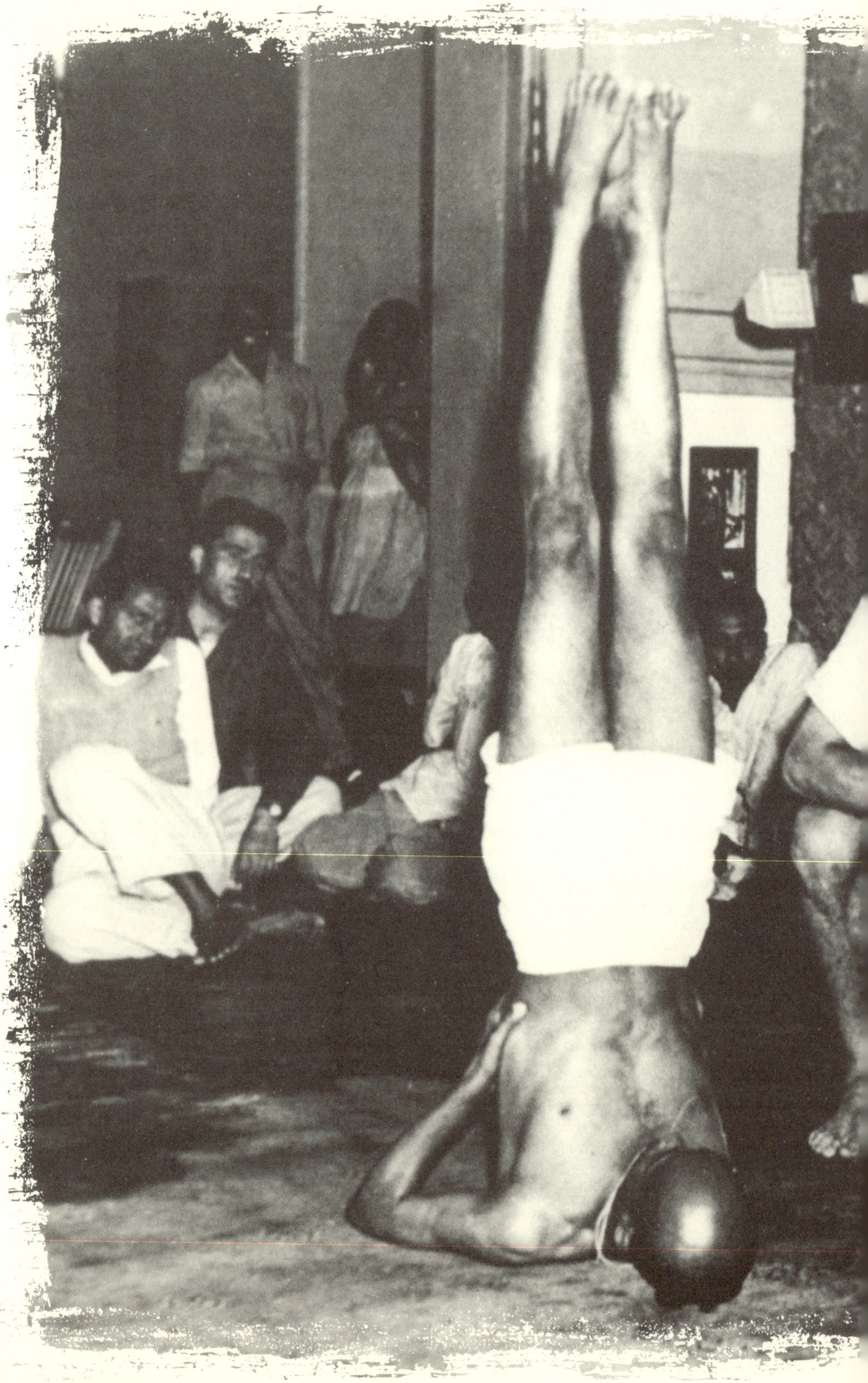

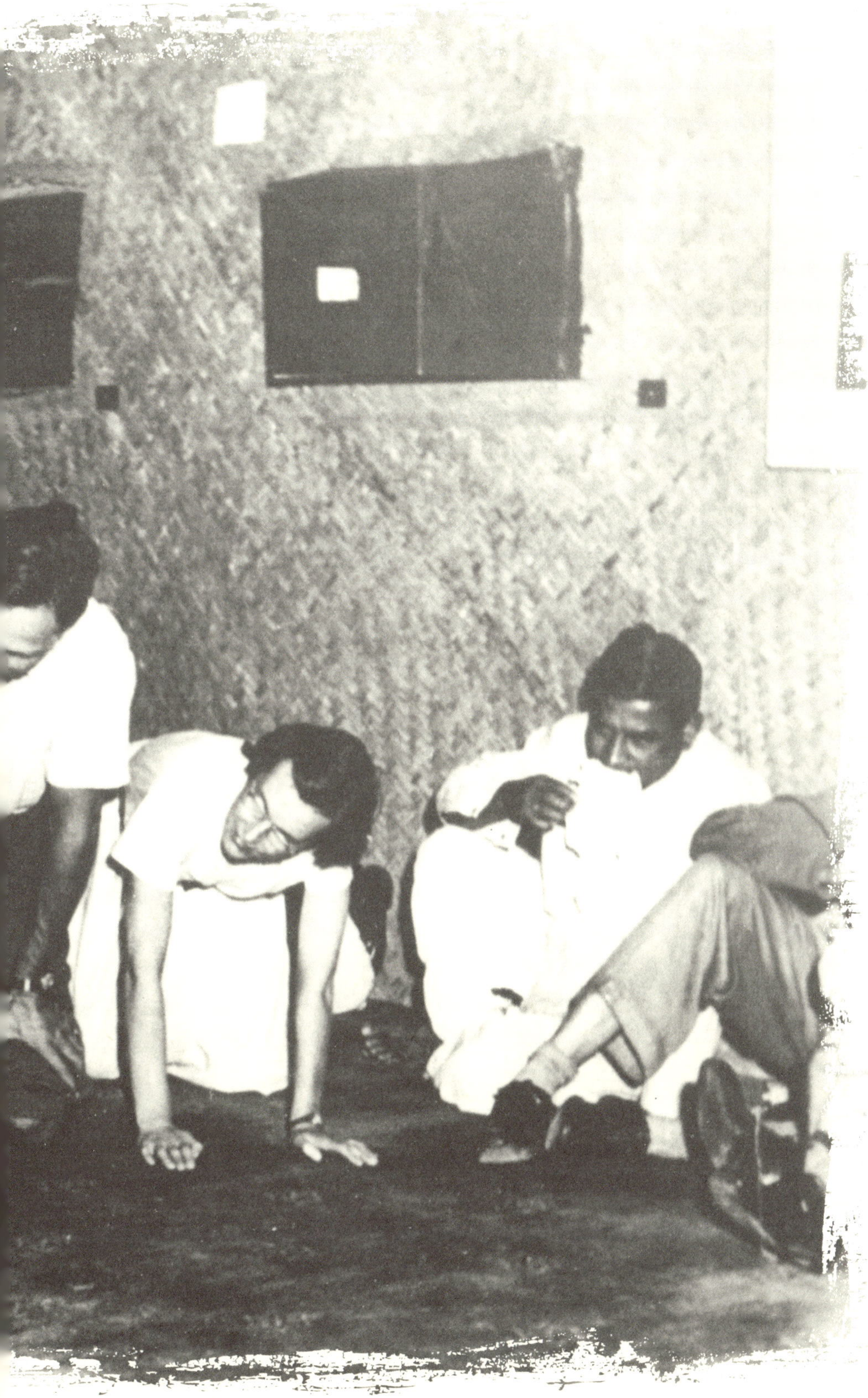

Agradecimentos

A conclusão desta tradução do *Yoga Mala* não teria sido possível sem a ajuda extremamente generosa de muitas pessoas, em particular, Sri Vishwanath Kadam e doutor H. L. Chandrashekar, tradutores; Deirdre Summerbell, editora; Swami Nityasthananda, assessor editorial; doutor Anil Kumar, consultor de aiurveda; Jon Hertzig, assistente de produção; Kathi Rota-Tebb, designer; Holton Rower, responsável pelas fotos da capa e do prefácio, e Stephan Crasnianski, autor das fotos dos *asanas* de Sharath, neto de K. Pattabhi Jois; Vyaas Houston e o Instituto Americano de Sânscrito, pelos tradutores de sânscrito; Swami Prajnatmananda e Manju Jois, pela orientação; e Courtney Hayne, Kara Stern e George Minot, revisores. Obrigado também a Stephanie Guest pela apresentação a Jeff Seroy e Becky Saletan da North Point Press.

Agradeço especialmente a Sri K. Pattabhi Jois e R. Sharath pelas muitas horas que passaram trabalhando na correção do manuscrito, e a Jocelyne Stern por sua paciência e pelo apoio infinitos.

O trabalho realizado nesta tradução do *Yoga Mala* é dedicado aos pés de lótus de Sri K. Pattabhi Jois e à memória amorosa de sua esposa, nossa mãe indiana, Savitramma Jois.

Eddie Stern

ಶ್ರೀ:

ಯೋಗ ಮಾಲಾ.

ಶ್ರೀಗುರುಂ ಗಣನಾಥಂ ಚ ವಾಣೀಂ ಪಾತಂಜಲಿಂ ತಥಾ ।
ಯೋಗೇಶ್ವರಂ ಶ್ರೀಹರಿಂ ಚ ಪ್ರಣತೋಸ್ಮಿ ಮುಹುರ್ಮುಹುಃ ॥

ವಂದೇ ಗುರೂಣಾಂ ಚರಣಾರವಿಂದೇ ಸಂದರ್ಶಿತಸ್ವಾತ್ಮಸುಖಾವಬೋಧೇ । ನಿಃಶ್ರೇಯಸೇ ಜಾಂಗಲಿಕಾಯಮಾನೇ ಸಂಸಾರಹಾಲಾಹಲಮೋಹಶಾಂತ್ಯೈ ।

ಯೋಗಾಂಗಸಾಧನೆಯು ನಮ್ಮ ಆರ್ಯರಿಗೆ ಹೊಸದಲ್ಲ. ಇದು ಅನಾದಿಕಾಲದಿಂದಲೂ ಅನೂಚಾನವಾಗಿ ಬಂದ ಶ್ರೇಷ್ಠವಾದ ಧರ್ಮ. ಪವಿತ್ರವಾದ ಸನಾತನ ಧರ್ಮ. ಈ ಧರ್ಮವನ್ನು ನಮ್ಮ ಭಾರತೀಯರು ಅಭ್ಯಸಿಸಿ ದೇವತ್ವವನ್ನು ಪಡೆದ ಅನೇಕ ಕಥೆಗಳು ಇತಿಹಾಸಗಳಿಂದ ಗೊತ್ತಾಗುತ್ತವೆ. ಈ ಯೋಗವಿದ್ಯೆಯು ಎಲ್ಲ ಶಾಸ್ತ್ರಗಳಿಗೂ ಮೂಲಭೂತವಾದದ್ದು ಎತ್ತು(?) ಅಭಿಪ್ರಾಯದಂತೆ ಇರುತ್ತದೆಂದೂ ಶಾಸ್ತ್ರಗಳಿಂದಲೇ ಗೊತ್ತಾಗುತ್ತದೆ. ಈಗ ನಾವುಗಳು ಅಂದರೆ ಜನಾಂಗವು, ಯೋಗವಿದ್ಯೆಯು ಹಿಂದಿನ್ನೇ ಕೇಳದ ಅನೇಕ ಜನರು(?) ಯಾರು ನಮ್ಮ ಭಾರತಮಾತೆಯ ಪುತ್ರರೆನಿಸಿಕೊಂಡಿರುತ್ತಾರೆಯೋ ಅದನ್ನು ಕೇಳಿ ತುಂಬಾ ವ್ಯಥೆ ಪಡುವ ದಾಗಿದೆ(?). ಹಿಂದೆ ಭಾರತದೇಶವು ಮೂಲೆಮೂಲೆಗಳಲ್ಲಿಯೂ ಯೋಗಸಾಧನೆಯನ್ನು ಮಾಡುವವರು ಅಧಿಕವಾಗಿದ್ದರು. ಈಗ ಭೋಗಸಾಧನೆಯೇ ವಿನಾ ಯೋಗಸಾಧನ ವಿಲ್ಲ. ಆದರೂ ಅವರವರ ಸಾಮರ್ಥ್ಯಾನುಗುಣವಾಗಿ ಪ್ರತಿಯೊಬ್ಬರೂ ಯೋಗವನ್ನೋ, ಭೋಗವನ್ನೋ; ರೋಗವನ್ನೋ ಅನುಭವಿಸುತ್ತಾರೆ. ಭೋಗದಿಂದ ರೋಗವು ಬಂದಿತು. ಭೋಗವನ್ನು ಅನುಭವಿಸಲೂ ಯೋಗವಿರಬೇಕೆಂದು ಕೆಲವರ ಮತ. ಅದು ಸರಿ. ಆದರೆ ರೋಗವನ್ನು ಹೊಂದಲೂ ಯೋಗವಿರಬೇಕೆಂದು ಹೇಳಬಾರದೇ? ಆದ್ದರಿಂದ, ಈಗ ನಾವು ವಿಚಾರವಾಗಿ ಯೋಗದ ನಿಜಸ್ವರೂಪವನ್ನು ತಿಳಿಯಬೇಕು. ಯೋಗವೆಂಬ ಶಬ್ದವನ್ನು ನಾವು ವ್ಯವಹಾರದಲ್ಲೂ ಶಾಸ್ತ್ರಗಳಲ್ಲಿಯೂ, ಉಪನಿಷದಾದಿಗಳಲ್ಲಿಯೂ, ಕಾವ್ಯಗಳಲ್ಲೂ ಕೇಳುತ್ತೇವೆ. ಆದರೆ ಇದರಿಂದಾಗಿ ಯೋಗವು ಯಾವುದೆಂದು ನಿಶ್ಚಯವಾದ ಜ್ಞಾನವನ್ನು ಮಾತ್ರ ನಾವು ಹೊಂದಿದಂತೆ ಕಾಣದಿಲ್ಲ. ಈಗ ನಾವುಗಳು ತಿಳಿದಿರುವುದು ಜನಸಾಮಾನ್ಯರಲ್ಲಿ ಕೇವಲ ನೈಷ್ಠಿಕ ಬ್ರಹ್ಮಚಾರಿಗಳಿಗೋ, ಸನ್ಯಾಸಿಗಳಿಗೋ ಉಪಯುಕ್ತವಾದ ಆಸನ ಪ್ರಾಣಾಯಾಮಗಳು ಯೋಗವೆಂದು, ಸರ್ವಸಾಮಾನ್ಯವಾಗಿ ಮಾನವ ಸಾಮಾನ್ಯರಿಗೆ ಉಪಯುಕ್ತವಲ್ಲವೆಂಬ ವಾದದವರೊಳಗೆ ಹೇಳಿರುವ ಹೋರಿ(?). ಆದರೆ ಶಾಸ್ತ್ರವಿಚಾರವಾಗಿ ನೋಡಿ ಸರಿಯಾದ ಅರ್ಥವನ್ನು ತಿಳಿದು ಮಾನ

Este livro foi impresso pela Gráfica PlenaPrint
em fonte URW Palladio ITU sobre papel Pólen Bold 90 g/m²
para a Mantra no inverno de 2020.